대한민국 법령 시리즈 92.

감염병의 예방 및 관리에 관한 법률

(약칭 : 감염병예방법)

법령

시행령

시행규칙

해광출판사

머리말

이 책은 방대한 법전을 보지 않고 간편하게 해당되는 법령만 참고해서 볼 수 있도록 하였습니다. 공공기관이나 관련 종사자들이 쉽고 간편하게 대한 법령을 참조 할 수 있도록 하였습니다.

특히 해당법률은 물론 관련 시행령, 시행규칙을 함께 실어 관련법을 서로 참고할 수 있게 하였습니다.

법률이라는 것이 크든 작든 항상 변하는 관계로, 출간 이후의 정확하고 최신의 법률은 법제처 국가법령정보센터에서 확인이 가능하니 법률의 실제 적용 시 확인이 필요한 점 유의하기를 바랍니다.

편집부

* 수록 법률은 법제처 국가법령정보센터에서 확인 가능합니다.
* 발행일 기준 시행 법률이므로 최신 법령은 위 센터에서 볼 수 있습니다.
* 본 책자에 수록된 법률의 문구에 대하여 법적인 효력은 없으며,
  실제 적용 법률은 위 센터에서 최신의 법률로 확인하시기 바랍니다.
* 해당 법령과 함께 시행령, 시행규칙도 수록되어 있습니다.
* 발행일 기준으로 개정 예정 법률은 밑줄로 별도 표시되어 있으며,
  보다 정확한 것은 법제처에서 확인하기 바랍니다.

목차

**개정 예정 법률 밑줄 별도 표시.

감염병의 예방 및 관리에 관한 법률 (약칭 : 감염병예방법)

[시행 2021. 6. 16.] [법률 제17642호, 2020. 12. 15., 일부개정]

제1장 총칙

제1조(목적) 이 법은 국민 건강에 위해(危害)가 되는 감염병의 발생과 유행을 방지하고, 그 예방 및 관리를 위하여 필요한 사항을 규정함으로써 국민 건강의 증진 및 유지에 이바지함을 목적으로 한다.

제2조(정의) 이 법에서 사용하는 용어의 뜻은 다음과 같다. 〈개정 2010. 1. 18., 2013. 3. 22., 2014. 3. 18., 2015. 7. 6., 2016. 12. 2., 2018. 3. 27., 2019. 12. 3., 2020. 3. 4., 2020. 8. 11., 2020. 12. 15.〉

1. "감염병"이란 제1급감염병, 제2급감염병, 제3급감염병, 제4급감염병, 기생충감염병, 세계보건기구 감시대상 감염병, 생물테러감염병, 성매개감염병, 인수(人獸)공통감염병 및 의료관련감염병을 말한다.

2. "제1급감염병"이란 생물테러감염병 또는 치명률이 높거나 집단 발생의 우려가 커서 발생 또는 유행 즉시 신고하여야 하고, 음압격리와 같은 높은 수준의 격리가 필요한 감염병으로서 다음 각 목의 감염병을 말한다. 다만, 갑작스러운 국내 유입 또는 유행이 예견되

어 긴급한 예방·관리가 필요하여 질병관리청장이 보건복지부장관과 협의하여 지정하는 감염병을 포함한다.

가. 에볼라바이러스병

나. 마버그열

다. 라싸열

라. 크리미안콩고출혈열

마. 남아메리카출혈열

바. 리프트밸리열

사. 두창

아. 페스트

자. 탄저

차. 보툴리눔독소증

카. 야토병

타. 신종감염병증후군

파. 중증급성호흡기증후군(SARS)

하. 중동호흡기증후군(MERS)

거. 동물인플루엔자 인체감염증

너. 신종인플루엔자

더. 디프테리아

3. "제2급감염병"이란 전파가능성을 고려하여 발생 또는 유행 시 24시간 이내에 신고하여야 하고, 격리가 필요한 다음 각 목의 감염병을 말한다. 다만, 갑작스러운 국내 유입 또는 유행이 예견되어 긴급한 예방·관리가 필요하여 질병관리청장이 보건복지부장관과 협의하여 지정하는 감염병을 포함한다.

가. 결핵(結核)

나. 수두(水痘)

다. 홍역(紅疫)

라. 콜레라

마. 장티푸스

바. 파라티푸스

사. 세균성이질

아. 장출혈성대장균감염증

자. A형간염

차. 백일해(百日咳)

카. 유행성이하선염(流行性耳下腺炎)

타. 풍진(風疹)

파. 폴리오

하. 수막구균 감염증

거. b형헤모필루스인플루엔자

너. 폐렴구균 감염증

더. 한센병

러. 성홍열

머. 반코마이신내성황색포도알균(VRSA) 감염증

버. 카바페넴내성장내세균속균종(CRE) 감염증

서. E형간염

4. "제3급감염병"이란 그 발생을 계속 감시할 필요가 있어 발생 또는 유행 시 24시간 이내에 신고하여야 하는 다음 각 목의 감염병을 말한다. 다만, 갑작스러운 국내 유입 또는 유행이 예견되어 긴급한 예방·관리가 필요하여 질병관리청장이 보건복지부장관과 협의하여 지정하는 감염병을 포함한다.

가. 파상풍(破傷風)

나. B형간염

다. 일본뇌염

라. C형간염

마. 말라리아

바. 레지오넬라증

사. 비브리오패혈증

아. 발진티푸스

자. 발진열(發疹熱)

차. 쯔쯔가무시증

카. 렙토스피라증

타. 브루셀라증

파. 공수병(恐水病)

하. 신증후군출혈열(腎症侯群出血熱)

거. 후천성면역결핍증(AIDS)

너. 크로이츠펠트-야콥병(CJD) 및 변종크로이츠펠트-야콥병(vCJD)

더. 황열

러. 뎅기열

머. 큐열(Q熱)

버. 웨스트나일열

서. 라임병

어. 진드기매개뇌염

저. 유비저(類鼻疽)

처. 치쿤구니야열

커. 중증열성혈소판감소증후군(SFTS)

터. 지카바이러스 감염증

5. “제4급감염병”이란 제1급감염병부터 제3급감염병까지의 감염

병 외에 유행 여부를 조사하기 위하여 표본감시 활동이 필요한 다음 각 목의 감염병을 말한다.

가. 인플루엔자
나. 매독(梅毒)
다. 회충증
라. 편충증
마. 요충증
바. 간흡충증
사. 폐흡충증
아. 장흡충증
자. 수족구병
차. 임질
카. 클라미디아감염증
타. 연성하감
파. 성기단순포진
하. 첨규콘딜롬
거. 반코마이신내성장알균(VRE) 감염증
너. 메티실린내성황색포도알균(MRSA) 감염증
더. 다제내성녹농균(MRPA) 감염증
러. 다제내성아시네토박터바우마니균(MRAB) 감염증
머. 장관감염증
버. 급성호흡기감염증
서. 해외유입기생충감염증
어. 엔테로바이러스감염증
저. 사람유두종바이러스 감염증

6. “기생충감염병”이란 기생충에 감염되어 발생하는 감염병 중 질

병관리청장이 고시하는 감염병을 말한다.

7. 삭제 〈2018. 3. 27.〉

8. “세계보건기구 감시대상 감염병”이란 세계보건기구가 국제공중보건의 비상사태에 대비하기 위하여 감시대상으로 정한 질환으로서 질병관리청장이 고시하는 감염병을 말한다.

9. “생물테러감염병”이란 고의 또는 테러 등을 목적으로 이용된 병원체에 의하여 발생된 감염병 중 질병관리청장이 고시하는 감염병을 말한다.

10. “성매개감염병”이란 성 접촉을 통하여 전파되는 감염병 중 질병관리청장이 고시하는 감염병을 말한다.

11. “인수공통감염병”이란 동물과 사람 간에 서로 전파되는 병원체에 의하여 발생되는 감염병 중 질병관리청장이 고시하는 감염병을 말한다.

12. “의료관련감염병”이란 환자나 임산부 등이 의료행위를 적용받는 과정에서 발생한 감염병으로서 감시활동이 필요하여 질병관리청장이 고시하는 감염병을 말한다.

13. “감염병환자”란 감염병의 병원체가 인체에 침입하여 증상을 나타내는 사람으로서 제11조제6항의 진단 기준에 따른 의사, 치과의사 또는 한의사의 진단이나 제16조의2에 따른 감염병병원체 확인기관의 실험실 검사를 통하여 확인된 사람을 말한다.

14. “감염병의사환자”란 감염병병원체가 인체에 침입한 것으로 의심이 되나 감염병환자로 확인되기 전 단계에 있는 사람을 말한다.

15. “병원체보유자”란 임상적인 증상은 없으나 감염병병원체를 보유하고 있는 사람을 말한다.

15의2. “감염병의심자”란 다음 각 목의 어느 하나에 해당하는 사람을 말한다.

가. 감염병환자, 감염병의사환자 및 병원체보유자(이하 "감염병환자등"이라 한다)와 접촉하거나 접촉이 의심되는 사람(이하 "접촉자"라 한다)

나. 「검역법」 제2조제7호 및 제8호에 따른 검역관리지역 또는 중점검역관리지역에 체류하거나 그 지역을 경유한 사람으로서 감염이 우려되는 사람

다. 감염병병원체 등 위험요인에 노출되어 감염이 우려되는 사람

16. "감시"란 감염병 발생과 관련된 자료, 감염병병원체·매개체에 대한 자료를 체계적이고 지속적으로 수집, 분석 및 해석하고 그 결과를 제때에 필요한 사람에게 배포하여 감염병 예방 및 관리에 사용하도록 하는 일체의 과정을 말한다.

16의2. "표본감시"란 감염병 중 감염병환자의 발생빈도가 높아 전수조사가 어렵고 중증도가 비교적 낮은 감염병의 발생에 대하여 감시기관을 지정하여 정기적이고 지속적인 의과학적 감시를 실시하는 것을 말한다.

17. "역학조사"란 감염병환자등이 발생한 경우 감염병의 차단과 확산 방지 등을 위하여 감염병환자등의 발생 규모를 파악하고 감염원을 추적하는 등의 활동과 감염병 예방접종 후 이상반응 사례가 발생한 경우나 감염병 여부가 불분명하나 그 발병원인을 조사할 필요가 있는 사례가 발생한 경우 그 원인을 규명하기 위하여 하는 활동을 말한다.

18. "예방접종 후 이상반응"이란 예방접종 후 그 접종으로 인하여 발생할 수 있는 모든 증상 또는 질병으로서 해당 예방접종과 시간적 관련성이 있는 것을 말한다.

19. "고위험병원체"란 생물테러의 목적으로 이용되거나 사고 등에

의하여 외부에 유출될 경우 국민 건강에 심각한 위험을 초래할 수 있는 감염병병원체로서 보건복지부령으로 정하는 것을 말한다.

20. "관리대상 해외 신종감염병"이란 기존 감염병의 변이 및 변종 또는 기존에 알려지지 아니한 새로운 병원체에 의해 발생하여 국제적으로 보건문제를 야기하고 국내 유입에 대비하여야 하는 감염병으로서 질병관리청장이 보건복지부장관과 협의하여 지정하는 것을 말한다.

21. "의료·방역 물품"이란 「약사법」 제2조에 따른 의약품·의약외품, 「의료기기법」 제2조에 따른 의료기기 등 의료 및 방역에 필요한 물품 및 장비로서 질병관리청장이 지정하는 것을 말한다.

제3조(다른 법률과의 관계) 감염병의 예방 및 관리에 관하여는 다른 법률에 특별한 규정이 있는 경우를 제외하고는 이 법에 따른다.

제4조(국가 및 지방자치단체의 책무) ① 국가 및 지방자치단체는 감염병환자등의 인간으로서의 존엄과 가치를 존중하고 그 기본적 권리를 보호하며, 법률에 따르지 아니하고는 취업 제한 등의 불이익을 주어서는 아니 된다.

② 국가 및 지방자치단체는 감염병의 예방 및 관리를 위하여 다음 각 호의 사업을 수행하여야 한다. 〈개정 2014. 3. 18., 2015. 7. 6., 2020. 3. 4., 2020. 12. 15.〉

1. 감염병의 예방 및 방역대책
2. 감염병환자등의 진료 및 보호
3. 감염병 예방을 위한 예방접종계획의 수립 및 시행
4. 감염병에 관한 교육 및 홍보
5. 감염병에 관한 정보의 수집·분석 및 제공
6. 감염병에 관한 조사·연구
7. 감염병병원체(감염병병원체 확인을 위한 혈액, 체액 및 조직

등 검체를 포함한다) 수집ㆍ검사ㆍ보존ㆍ관리 및 약제내성 감시(藥劑耐性 監視)

8. 감염병 예방 및 관리 등을 위한 전문인력의 양성

8의2. 감염병 예방 및 관리 등의 업무를 수행한 전문인력의 보호

9. 감염병 관리정보 교류 등을 위한 국제협력

10. 감염병의 치료 및 예방을 위한 의료ㆍ방역 물품의 비축

11. 감염병 예방 및 관리사업의 평가

12. 기후변화, 저출산ㆍ고령화 등 인구변동 요인에 따른 감염병 발생조사ㆍ연구 및 예방대책 수립

13. 한센병의 예방 및 진료 업무를 수행하는 법인 또는 단체에 대한 지원

14. 감염병 예방 및 관리를 위한 정보시스템의 구축 및 운영

15. 해외 신종감염병의 국내 유입에 대비한 계획 준비, 교육 및 훈련

16. 해외 신종감염병 발생 동향의 지속적 파악, 위험성 평가 및 관리대상 해외 신종감염병의 지정

17. 관리대상 해외 신종감염병에 대한 병원체 등 정보 수집, 특성 분석, 연구를 통한 예방과 대응체계 마련, 보고서 발간 및 지침(매뉴얼을 포함한다) 고시

③ 국가ㆍ지방자치단체(교육감을 포함한다)는 감염병의 효율적 치료 및 확산방지를 위하여 질병의 정보, 발생 및 전파 상황을 공유하고 상호 협력하여야 한다. 〈신설 2015. 7. 6.〉

④ 국가 및 지방자치단체는 「의료법」에 따른 의료기관 및 의료인단체와 감염병의 발생 감시ㆍ예방을 위하여 관련 정보를 공유하여야 한다. 〈신설 2015. 7. 6.〉

제5조(의료인 등의 책무와 권리) ① 「의료법」에 따른 의료인 및 의

료기관의 장 등은 감염병 환자의 진료에 관한 정보를 제공받을 권리가 있고, 감염병 환자의 진단 및 치료 등으로 인하여 발생한 피해에 대하여 보상받을 수 있다.

② 「의료법」에 따른 의료인 및 의료기관의 장 등은 감염병 환자의 진단·관리·치료 등에 최선을 다하여야 하며, 보건복지부장관, 질병관리청장 또는 지방자치단체의 장의 행정명령에 적극 협조하여야 한다. 〈개정 2020. 8. 11.〉

③ 「의료법」에 따른 의료인 및 의료기관의 장 등은 국가와 지방자치단체가 수행하는 감염병의 발생 감시와 예방·관리 및 역학조사 업무에 적극 협조하여야 한다.

[전문개정 2015. 7. 6.]

제6조(국민의 권리와 의무) ① 국민은 감염병으로 격리 및 치료 등을 받은 경우 이로 인한 피해를 보상받을 수 있다. 〈개정 2015. 7. 6.〉

② 국민은 감염병 발생 상황, 감염병 예방 및 관리 등에 관한 정보와 대응방법을 알 권리가 있고, 국가와 지방자치단체는 신속하게 정보를 공개하여야 한다. 〈개정 2015. 7. 6.〉

③ 국민은 의료기관에서 이 법에 따른 감염병에 대한 진단 및 치료를 받을 권리가 있고, 국가와 지방자치단체는 이에 소요되는 비용을 부담하여야 한다. 〈신설 2015. 7. 6.〉

④ 국민은 치료 및 격리조치 등 국가와 지방자치단체의 감염병 예방 및 관리를 위한 활동에 적극 협조하여야 한다. 〈신설 2015. 7. 6.〉

[제목개정 2015. 7. 6.]

제2장 기본계획 및 사업

第7조(감염병 예방 및 관리 계획의 수립 등) ① 질병관리청장은 보건복지부장관과 협의하여 감염병의 예방 및 관리에 관한 기본계획(이하 "기본계획"이라 한다)을 5년마다 수립·시행하여야 한다. 〈개정 2010. 1. 18., 2020. 8. 11.〉

② 기본계획에는 다음 각 호의 사항이 포함되어야 한다. 〈개정 2015. 7. 6., 2020. 3. 4., 2020. 12. 15., 2021. 3. 9.〉

1. 감염병 예방·관리의 기본목표 및 추진방향

2. 주요 감염병의 예방·관리에 관한 사업계획 및 추진방법

2의2. 감염병 대비 의료·방역 물품의 비축 및 관리에 관한 사항

3. 감염병 전문인력의 양성 방안

3의2. 「의료법」 제3조제2항 각 호에 따른 의료기관 종별 감염병 위기대응역량의 강화 방안

4. 감염병 통계 및 정보통신기술 등을 활용한 감염병 정보의 관리 방안

5. 감염병 관련 정보의 의료기관 간 공유 방안

6. 그 밖에 감염병의 예방 및 관리에 필요한 사항

③ 특별시장·광역시장·도지사·특별자치도지사(이하 "시·도지사"라 한다)와 시장·군수·구청장(자치구의 구청장을 말한다. 이하 같다)은 기본계획에 따라 시행계획을 수립·시행하여야 한다.

④ 질병관리청장, 시·도지사 또는 시장·군수·구청장은 기본계획이나 제3항에 따른 시행계획의 수립·시행에 필요한 자료의 제공 등을 관계 행정기관 또는 단체에 요청할 수 있다. 〈개정 2010. 1. 18., 2020. 8. 11.〉

⑤ 제4항에 따라 요청받은 관계 행정기관 또는 단체는 특별한 사유가 없으면 이에 따라야 한다.

第8조(감염병관리사업지원기구의 운영) ① 질병관리청장 및 시·도

지사는 제7조에 따른 기본계획 및 시행계획의 시행과 국제협력 등의 업무를 지원하기 위하여 민간전문가로 구성된 감염병관리사업지원기구를 둘 수 있다. 〈개정 2010. 1. 18., 2020. 8. 11.〉

② 국가 및 지방자치단체는 감염병관리사업지원기구의 운영 등에 필요한 예산을 지원할 수 있다.

③ 제1항 및 제2항에 따른 감염병관리사업지원기구의 설치·운영 및 지원 등에 필요한 사항은 대통령령으로 정한다.

제8조의2(감염병병원) ① 국가는 감염병의 연구·예방, 전문가 양성 및 교육, 환자의 진료 및 치료 등을 위한 시설, 인력 및 연구능력을 갖춘 감염병전문병원 또는 감염병연구병원을 설립하거나 지정하여 운영한다.

② 국가는 감염병환자의 진료 및 치료 등을 위하여 권역별로 보건복지부령으로 정하는 일정규모 이상의 병상(음압병상 및 격리병상을 포함한다)을 갖춘 감염병전문병원을 설립하거나 지정하여 운영한다.

③ 국가는 예산의 범위에서 제1항 및 제2항에 따른 감염병전문병원 또는 감염병연구병원을 설립하거나 지정하여 운영하는 데 필요한 예산을 지원할 수 있다.

④ 제1항 및 제2항에 따른 감염병전문병원 또는 감염병연구병원을 설립하거나 지정하여 운영하는 데 필요한 절차, 방법, 지원내용 등의 사항은 대통령령으로 정한다.

[본조신설 2015. 12. 29.]

제8조의3(내성균 관리대책) ① 보건복지부장관은 내성균 발생 예방 및 확산 방지 등을 위하여 제9조에 따른 감염병관리위원회의 심의를 거쳐 내성균 관리대책을 5년마다 수립·추진하여야 한다.

② 내성균 관리대책에는 정책목표 및 방향, 진료환경 개선 등 내

성균 확산 방지를 위한 사항 및 감시체계 강화에 관한 사항, 그 밖에 내성균 관리대책에 필요하다고 인정되는 사항이 포함되어야 한다.

③ 내성균 관리대책의 수립 절차 등에 관하여 필요한 사항은 대통령령으로 정한다.

[본조신설 2016. 12. 2.]

제8조의4(업무의 협조) ① 보건복지부장관은 내성균 관리대책의 수립·시행을 위하여 관계 공무원 또는 관계 전문가의 의견을 듣거나 관계 기관 및 단체 등에 필요한 자료제출 등 협조를 요청할 수 있다.

② 보건복지부장관은 내성균 관리대책의 작성을 위하여 관계 중앙행정기관의 장에게 내성균 관리대책의 정책목표 및 방향과 관련한 자료 또는 의견의 제출 등 필요한 협조를 요청할 수 있다.

③ 제1항 및 제2항에 따른 협조 요청을 받은 자는 정당한 사유가 없으면 이에 따라야 한다.

[본조신설 2016. 12. 2.]

제8조의5(긴급상황실) ① 질병관리청장은 감염병 정보의 수집·전파, 상황관리, 감염병이 유입되거나 유행하는 긴급한 경우의 초동조치 및 지휘 등의 업무를 수행하기 위하여 상시 긴급상황실을 설치·운영하여야 한다. 〈개정 2020. 8. 11.〉

② 제1항에 따른 긴급상황실의 설치·운영에 필요한 사항은 대통령령으로 정한다.

[본조신설 2018. 3. 27.]

제9조(감염병관리위원회) ① 감염병의 예방 및 관리에 관한 주요 시책을 심의하기 위하여 질병관리청에 감염병관리위원회(이하 “위원회”라 한다)를 둔다. 〈개정 2010. 1. 18., 2020. 8. 11.〉

② 위원회는 다음 각 호의 사항을 심의한다. <개정 2014. 3. 18., 2016. 12. 2., 2019. 12. 3., 2020. 12. 15., 2021. 3. 9.>

1. 기본계획의 수립

2. 감염병 관련 의료 제공

3. 감염병에 관한 조사 및 연구

4. 감염병의 예방·관리 등에 관한 지식 보급 및 감염병환자등의 인권 증진

5. 제20조에 따른 해부명령에 관한 사항

6. 제32조제3항에 따른 예방접종의 실시기준과 방법에 관한 사항

6의2. 제33조의2제1항에 따라 제24조의 필수예방접종 및 제25조의 임시예방접종에 사용되는 의약품(이하 "필수예방접종약품등"이라 한다)의 사전 비축 및 장기 구매에 관한 사항

6의3. 제33조의2제2항에 따른 필수예방접종약품등의 공급의 우선순위 등 분배기준, 그 밖에 필요한 사항의 결정

7. 제34조에 따른 감염병 위기관리대책의 수립 및 시행

8. 제40조제1항 및 제2항에 따른 예방·치료 의료·방역 물품의 사전 비축, 장기 구매 및 생산에 관한 사항

8의2. 제40조의2에 따른 의료·방역 물품(「약사법」에 따른 의약품으로 한정한다) 공급의 우선순위 등 분배기준, 그 밖에 필요한 사항의 결정

8의3. 제40조의6에 따른 개발 중인 백신 또는 의약품의 구매 및 공급에 필요한 계약에 관한 사항

9. 제71조에 따른 예방접종 등으로 인한 피해에 대한 국가보상에 관한 사항

10. 내성균 관리대책에 관한 사항

11. 그 밖에 감염병의 예방 및 관리에 관한 사항으로서 위원장이

위원회의 회의에 부치는 사항

제10조(위원회의 구성) ① 위원회는 위원장 1명과 부위원장 1명을 포함하여 30명 이내의 위원으로 구성한다. 〈개정 2018. 3. 27.〉

② 위원장은 질병관리청장이 되고, 부위원장은 위원 중에서 위원장이 지명하며, 위원은 다음 각 호의 어느 하나에 해당하는 사람 중에서 위원장이 임명하거나 위촉하는 사람으로 한다. 이 경우 공무원이 아닌 위원이 전체 위원의 과반수가 되도록 하여야 한다. 〈개정 2010. 1. 18., 2015. 12. 29., 2018. 3. 27., 2019. 12. 3., 2020. 8. 11.〉

1. 감염병의 예방 또는 관리 업무를 담당하는 공무원
2. 감염병 또는 감염관리를 전공한 의료인
3. 감염병과 관련된 전문지식을 소유한 사람
4. 「지방자치법」 제165조에 따른 시·도지사협의체가 추천하는 사람
5. 「비영리민간단체 지원법」 제2조에 따른 비영리민간단체가 추천하는 사람
6. 그 밖에 감염병에 관한 지식과 경험이 풍부한 사람

③ 위원회의 업무를 효율적으로 수행하기 위하여 위원회의 위원과 외부 전문가로 구성되는 분야별 전문위원회를 둘 수 있다.

④ 제1항부터 제3항까지에서 규정한 사항 외에 위원회 및 전문위원회의 구성·운영 등에 관하여 필요한 사항은 대통령령으로 정한다.

제10조(위원회의 구성) ① 위원회는 위원장 1명과 부위원장 1명을 포함하여 30명 이내의 위원으로 구성한다. 〈개정 2018. 3. 27.〉

② 위원장은 질병관리청장이 되고, 부위원장은 위원 중에서 위원장이 지명하며, 위원은 다음 각 호의 어느 하나에 해당하는 사람 중

에서 위원장이 임명하거나 위촉하는 사람으로 한다. 이 경우 공무원이 아닌 위원이 전체 위원의 과반수가 되도록 하여야 한다. 〈개정 2010. 1. 18., 2015. 12. 29., 2018. 3. 27., 2019. 12. 3., 2020. 8. 11., 2021. 1. 12.〉

1. 감염병의 예방 또는 관리 업무를 담당하는 공무원

2. 감염병 또는 감염관리를 전공한 의료인

3. 감염병과 관련된 전문지식을 소유한 사람

4. 「지방자치법」 제182조에 따른 시·도지사협의체가 추천하는 사람

5. 「비영리민간단체 지원법」 제2조에 따른 비영리민간단체가 추천하는 사람

6. 그 밖에 감염병에 관한 지식과 경험이 풍부한 사람

③ 위원회의 업무를 효율적으로 수행하기 위하여 위원회의 위원과 외부 전문가로 구성되는 분야별 전문위원회를 둘 수 있다.

④ 제1항부터 제3항까지에서 규정한 사항 외에 위원회 및 전문위원회의 구성·운영 등에 관하여 필요한 사항은 대통령령으로 정한다.

[시행일 : 2022. 1. 13.] 제10조

제3장 신고 및 보고

제11조(의사 등의 신고) ① 의사, 치과의사 또는 한의사는 다음 각 호의 어느 하나에 해당하는 사실(제16조제6항에 따라 표본감시 대상이 되는 제4급감염병으로 인한 경우는 제외한다)이 있으면 소속 의료기관의 장에게 보고하여야 하고, 해당 환자와 그 동거인에게 질병관리청장이 정하는 감염 방지 방법 등을 지도하여야 한다. 다만, 의료기관에 소속되지 아니한 의사, 치과의사 또는 한의사는 그 사실

을 관할 보건소장에게 신고하여야 한다. 〈개정 2010. 1. 18., 2015. 12. 29., 2018. 3. 27., 2020. 3. 4., 2020. 8. 11.〉

1. 감염병환자등을 진단하거나 그 사체를 검안(檢案)한 경우

2. 예방접종 후 이상반응자를 진단하거나 그 사체를 검안한 경우

3. 감염병환자등이 제1급감염병부터 제3급감염병까지에 해당하는 감염병으로 사망한 경우

4. 감염병환자로 의심되는 사람이 감염병병원체 검사를 거부하는 경우

② 제16조의2에 따른 감염병병원체 확인기관의 소속 직원은 실험실 검사 등을 통하여 보건복지부령으로 정하는 감염병환자등을 발견한 경우 그 사실을 그 기관의 장에게 보고하여야 한다. 〈개정 2015. 7. 6., 2018. 3. 27., 2020. 3. 4.〉

③ 제1항 및 제2항에 따라 보고를 받은 의료기관의 장 및 제16조의2에 따른 감염병병원체 확인기관의 장은 제1급감염병의 경우에는 즉시, 제2급감염병 및 제3급감염병의 경우에는 24시간 이내에, 제4급감염병의 경우에는 7일 이내에 질병관리청장 또는 관할 보건소장에게 신고하여야 한다. 〈신설 2015. 7. 6., 2018. 3. 27., 2020. 3. 4., 2020. 8. 11.〉

④ 육군, 해군, 공군 또는 국방부 직할 부대에 소속된 군의관은 제1항 각 호의 어느 하나에 해당하는 사실(제16조제6항에 따라 표본감시 대상이 되는 제4급감염병으로 인한 경우는 제외한다)이 있으면 소속 부대장에게 보고하여야 하고, 보고를 받은 소속 부대장은 제1급감염병의 경우에는 즉시, 제2급감염병 및 제3급감염병의 경우에는 24시간 이내에 관할 보건소장에게 신고하여야 한다. 〈개정 2015. 7. 6., 2015. 12. 29., 2018. 3. 27.〉

⑤ 제16조제1항에 따른 감염병 표본감시기관은 제16조제6항에

따라 표본감시 대상이 되는 제4급감염병으로 인하여 제1항제1호 또는 제3호에 해당하는 사실이 있으면 보건복지부령으로 정하는 바에 따라 질병관리청장 또는 관할 보건소장에게 신고하여야 한다. 〈개정 2010. 1. 18., 2015. 7. 6., 2015. 12. 29., 2018. 3. 27., 2020. 8. 11.〉

⑥ 제1항부터 제5항까지의 규정에 따른 감염병환자등의 진단 기준, 신고의 방법 및 절차 등에 관하여 필요한 사항은 보건복지부령으로 정한다. 〈개정 2010. 1. 18., 2015. 7. 6.〉

제12조(그 밖의 신고의무자) ① 다음 각 호의 어느 하나에 해당하는 사람은 제1급감염병부터 제3급감염병까지에 해당하는 감염병 중 보건복지부령으로 정하는 감염병이 발생한 경우에는 의사, 치과의사 또는 한의사의 진단이나 검안을 요구하거나 해당 주소지를 관할하는 보건소장에게 신고하여야 한다. 〈개정 2010. 1. 18., 2015. 7. 6., 2018. 3. 27., 2020. 12. 15.〉

1. 일반가정에서는 세대를 같이하는 세대주. 다만, 세대주가 부재 중인 경우에는 그 세대원

2. 학교, 사회복지시설, 병원, 관공서, 회사, 공연장, 예배장소, 선박·항공기·열차 등 운송수단, 각종 사무소·사업소, 음식점, 숙박업소 또는 그 밖에 여러 사람이 모이는 장소로서 보건복지부령으로 정하는 장소의 관리인, 경영자 또는 대표자

3. 「약사법」에 따른 약사·한약사 및 약국개설자

② 제1항에 따른 신고의무자가 아니더라도 감염병환자등 또는 감염병으로 인한 사망자로 의심되는 사람을 발견하면 보건소장에게 알려야 한다.

③ 제1항에 따른 신고의 방법과 기간 및 제2항에 따른 통보의 방법과 절차 등에 관하여 필요한 사항은 보건복지부령으로 정한다.

〈개정 2010. 1. 18., 2015. 7. 6.〉

제13조(보건소장 등의 보고 등) ① 제11조 및 제12조에 따라 신고를 받은 보건소장은 그 내용을 관할 특별자치도지사 또는 시장·군수·구청장에게 보고하여야 하며, 보고를 받은 특별자치도지사 또는 시장·군수·구청장은 이를 질병관리청장 및 시·도지사에게 각각 보고하여야 한다. 〈개정 2010. 1. 18., 2020. 8. 11.〉

② 제1항에 따라 보고를 받은 질병관리청장, 시·도지사 또는 시장·군수·구청장은 제11조제1항제4호에 해당하는 사람(제1급감염병 환자로 의심되는 경우에 한정한다)에 대하여 감염병병원체 검사를 하게 할 수 있다. 〈신설 2020. 3. 4., 2020. 8. 11.〉

③ 제1항에 따른 보고의 방법 및 절차 등에 관하여 필요한 사항은 보건복지부령으로 정한다. 〈개정 2010. 1. 18., 2020. 3. 4.〉

[제목개정 2020. 3. 4.]

제14조(인수공통감염병의 통보) ①「가축전염병예방법」 제11조제1항제2호에 따라 신고를 받은 국립가축방역기관장, 신고대상 가축의 소재지를 관할하는 시장·군수·구청장 또는 시·도 가축방역기관의 장은 같은 법에 따른 가축전염병 중 다음 각 호의 어느 하나에 해당하는 감염병의 경우에는 즉시 질병관리청장에게 통보하여야 한다. 〈개정 2019. 12. 3., 2020. 8. 11.〉

1. 탄저
2. 고병원성조류인플루엔자
3. 광견병
4. 그 밖에 대통령령으로 정하는 인수공통감염병

② 제1항에 따른 통보를 받은 질병관리청장은 감염병의 예방 및 확산 방지를 위하여 이 법에 따른 적절한 조치를 취하여야 한다. 〈신설 2015. 7. 6., 2020. 8. 11.〉

③ 제1항에 따른 신고 또는 통보를 받은 행정기관의 장은 신고자의 요청이 있는 때에는 신고자의 신원을 외부에 공개하여서는 아니 된다. 〈개정 2015. 7. 6.〉

④ 제1항에 따른 통보의 방법 및 절차 등에 관하여 필요한 사항은 보건복지부령으로 정한다. 〈개정 2010. 1. 18., 2015. 7. 6.〉

제15조(감염병환자등의 파악 및 관리) 보건소장은 관할구역에 거주하는 감염병환자등에 관하여 제11조 및 제12조에 따른 신고를 받았을 때에는 보건복지부령으로 정하는 바에 따라 기록하고 그 명부(전자문서를 포함한다)를 관리하여야 한다. 〈개정 2010. 1. 18.〉

제4장 감염병감시 및 역학조사 등

제16조(감염병 표본감시 등) ① 질병관리청장은 감염병의 표본감시를 위하여 질병의 특성과 지역을 고려하여 「보건의료기본법」에 따른 보건의료기관이나 그 밖의 기관 또는 단체를 감염병 표본감시기관으로 지정할 수 있다. 〈개정 2010. 1. 18., 2019. 12. 3., 2020. 8. 11.〉

② 질병관리청장, 시ㆍ도지사 또는 시장ㆍ군수ㆍ구청장은 제1항에 따라 지정받은 감염병 표본감시기관(이하 “표본감시기관”이라 한다)의 장에게 감염병의 표본감시와 관련하여 필요한 자료의 제출을 요구하거나 감염병의 예방ㆍ관리에 필요한 협조를 요청할 수 있다. 이 경우 표본감시기관은 특별한 사유가 없으면 이에 따라야 한다. 〈개정 2010. 1. 18., 2020. 8. 11.〉

③ 질병관리청장, 시ㆍ도지사 또는 시장ㆍ군수ㆍ구청장은 제2항에 따라 수집한 정보 중 국민 건강에 관한 중요한 정보를 관련 기관ㆍ단체ㆍ시설 또는 국민들에게 제공하여야 한다. 〈개정 2010. 1. 18., 2020. 8. 11.〉

④ 질병관리청장, 시·도지사 또는 시장·군수·구청장은 표본감시활동에 필요한 경비를 표본감시기관에 지원할 수 있다. 〈개정 2010. 1. 18., 2020. 8. 11.〉

⑤ 질병관리청장은 표본감시기관이 다음 각 호의 어느 하나에 해당하는 경우에는 그 지정을 취소할 수 있다. 〈개정 2015. 7. 6., 2019. 12. 3., 2020. 8. 11.〉

1. 제2항에 따른 자료 제출 요구 또는 협조 요청에 따르지 아니하는 경우

2. 폐업 등으로 감염병 표본감시 업무를 수행할 수 없는 경우

3. 그 밖에 감염병 표본감시 업무를 게을리하는 등 보건복지부령으로 정하는 경우

⑥ 제1항에 따른 표본감시의 대상이 되는 감염병은 제4급감염병으로 하고, 표본감시기관의 지정 및 지정취소의 사유 등에 관하여 필요한 사항은 보건복지부령으로 정한다. 〈신설 2015. 7. 6., 2018. 3. 27.〉

⑦ 질병관리청장은 감염병이 발생하거나 유행할 가능성이 있어 관련 정보를 확보할 긴급한 필요가 있다고 인정하는 경우 「공공기관의 운영에 관한 법률」에 따른 공공기관 중 대통령령으로 정하는 공공기관의 장에게 정보 제공을 요구할 수 있다. 이 경우 정보 제공을 요구받은 기관의 장은 정당한 사유가 없는 한 이에 따라야 한다. 〈개정 2015. 7. 6., 2020. 8. 11.〉

⑧ 제7항에 따라 제공되는 정보의 내용, 절차 및 정보의 취급에 필요한 사항은 대통령령으로 정한다. 〈개정 2015. 7. 6.〉

제16조의2(감염병병원체 확인기관) ① 다음 각 호의 기관(이하 "감염병병원체 확인기관"이라 한다)은 실험실 검사 등을 통하여 감염병병원체를 확인할 수 있다. 〈개정 2020. 8. 11.〉

1. 질병관리청

2. 국립검역소

3. 「보건환경연구원법」 제2조에 따른 보건환경연구원

4. 「지역보건법」 제10조에 따른 보건소

5. 「의료법」 제3조에 따른 의료기관 중 진단검사의학과 전문의가 상근(常勤)하는 기관

6. 「고등교육법」 제4조에 따라 설립된 의과대학 중 진단검사의학과가 개설된 의과대학

7. 「결핵예방법」 제21조에 따라 설립된 대한결핵협회(결핵환자의 병원체를 확인하는 경우만 해당한다)

8. 「민법」 제32조에 따라 한센병환자 등의 치료·재활을 지원할 목적으로 설립된 기관(한센병환자의 병원체를 확인하는 경우만 해당한다)

9. 인체에서 채취한 검사물에 대한 검사를 국가, 지방자치단체, 의료기관 등으로부터 위탁받아 처리하는 기관 중 진단검사의학과 전문의가 상근하는 기관

② 질병관리청장은 감염병병원체 확인의 정확성·신뢰성을 확보하기 위하여 감염병병원체 확인기관의 실험실 검사능력을 평가하고 관리할 수 있다. 〈개정 2020. 8. 11.〉

③ 제2항에 따른 감염병병원체 확인기관의 실험실 검사능력 평가 및 관리에 관한 방법, 절차 등에 관하여 필요한 사항은 보건복지부령으로 정한다.

[본조신설 2020. 3. 4.]

제17조(실태조사) ① 질병관리청장 및 시·도지사는 감염병의 관리 및 감염 실태와 내성균 실태를 파악하기 위하여 실태조사를 실시하고, 그 결과를 공표하여야 한다. 〈개정 2010. 1. 18., 2015. 7. 6.,

2016. 12. 2., 2020. 3. 4., 2020. 8. 11.〉

② 질병관리청장 및 시·도지사는 제1항에 따른 조사를 위하여 의료기관 등 관계 기관·법인 및 단체의 장에게 필요한 자료의 제출 또는 의견의 진술을 요청할 수 있다. 이 경우 요청을 받은 자는 정당한 사유가 없으면 이에 협조하여야 한다. 〈신설 2020. 3. 4., 2020. 8. 11.〉

③ 제1항에 따른 실태조사에 포함되어야 할 사항과 실태조사의 시기, 방법, 절차 및 공표 등에 관하여 필요한 사항은 보건복지부령으로 정한다. 〈개정 2010. 1. 18., 2020. 3. 4.〉

제18조(역학조사) ① 질병관리청장, 시·도지사 또는 시장·군수·구청장은 감염병이 발생하여 유행할 우려가 있거나, 감염병 여부가 불분명하나 발병원인을 조사할 필요가 있다고 인정하면 지체 없이 역학조사를 하여야 하고, 그 결과에 관한 정보를 필요한 범위 에서 해당 의료기관에 제공하여야 한다. 다만, 지역확산 방지 등을 위하여 필요한 경우 다른 의료기관에 제공하여야 한다. 〈개정 2015. 7. 6., 2019. 12. 3., 2020. 8. 11.〉

② 질병관리청장, 시·도지사 또는 시장·군수·구청장은 역학조사를 하기 위하여 역학조사반을 각각 설치하여야 한다. 〈개정 2020. 8. 11.〉

③ 누구든지 질병관리청장, 시·도지사 또는 시장·군수·구청장이 실시하는 역학조사에서 다음 각 호의 행위를 하여서는 아니 된다. 〈개정 2015. 7. 6., 2020. 8. 11.〉

1. 정당한 사유 없이 역학조사를 거부·방해 또는 회피하는 행위
2. 거짓으로 진술하거나 거짓 자료를 제출하는 행위
3. 고의적으로 사실을 누락·은폐하는 행위

④ 제1항에 따른 역학조사의 내용과 시기·방법 및 제2항에 따른

역학조사반의 구성·임무 등에 관하여 필요한 사항은 대통령령으로 정한다.

제18조의2(역학조사의 요청) ① 「의료법」에 따른 의료인 또는 의료기관의 장은 감염병 또는 알 수 없는 원인으로 인한 질병이 발생하였거나 발생할 것이 우려되는 경우 질병관리청장 또는 시·도지사에게 제18조에 따른 역학조사를 실시할 것을 요청할 수 있다. 〈개정 2020. 8. 11.〉

② 제1항에 따른 요청을 받은 질병관리청장 또는 시·도지사는 역학조사의 실시 여부 및 그 사유 등을 지체 없이 해당 의료인 또는 의료기관 개설자에게 통지하여야 한다. 〈개정 2020. 8. 11.〉

③ 제1항에 따른 역학조사 실시 요청 및 제2항에 따른 통지의 방법·절차 등 필요한 사항은 보건복지부령으로 정한다.

[본조신설 2015. 7. 6.]

제18조의3(역학조사인력의 양성) ① 질병관리청장은 제60조의2제3항 각 호에 해당하는 사람에 대하여 정기적으로 역학조사에 관한 교육·훈련을 실시할 수 있다. 〈개정 2020. 3. 4., 2020. 8. 11.〉

② 제1항에 따른 교육·훈련 과정 및 그 밖에 필요한 사항은 보건복지부령으로 정한다.

[본조신설 2015. 7. 6.]

제18조의4(자료제출 요구 등) ① 질병관리청장은 제18조에 따른 역학조사 등을 효율적으로 시행하기 위하여 관계 중앙행정기관의 장, 대통령령으로 정하는 기관·단체 등에 대하여 역학조사에 필요한 자료제출을 요구할 수 있다. 〈개정 2020. 8. 11.〉

② 질병관리청장은 제18조에 따른 역학조사를 실시하는 경우 필요에 따라 관계 중앙행정기관의 장에게 인력 파견 등 필요한 지원을 요청할 수 있다. 〈개정 2020. 8. 11.〉

③ 제1항에 따른 자료제출 요구 및 제2항에 따른 지원 요청 등을 받은 자는 특별한 사정이 없으면 이에 따라야 한다.

④ 제1항에 따른 자료제출 요구 및 제2항에 따른 지원 요청 등의 범위와 방법 등에 관하여 필요한 사항은 대통령령으로 정한다.

[본조신설 2015. 7. 6.]

제19조(건강진단) 성매개감염병의 예방을 위하여 종사자의 건강진단이 필요한 직업으로 보건복지부령으로 정하는 직업에 종사하는 자와 성매개감염병에 감염되어 그 전염을 매개할 상당한 우려가 있다고 시장·군수·구청장이 인정한 자는 보건복지부령으로 정하는 바에 따라 성매개감염병에 관한 건강진단을 받아야 한다. 〈개정 2010. 1. 18.〉

제20조(해부명령) ① 질병관리청장은 국민 건강에 중대한 위협을 미칠 우려가 있는 감염병으로 사망한 것으로 의심이 되어 시체를 해부(解剖)하지 아니하고는 감염병 여부의 진단과 사망의 원인규명을 할 수 없다고 인정하면 그 시체의 해부를 명할 수 있다. 〈개정 2020. 8. 11.〉

② 제1항에 따라 해부를 하려면 미리 「장사 등에 관한 법률」 제2조제16호에 따른 연고자(같은 호 각 목에 규정된 선순위자가 없는 경우에는 그 다음 순위자를 말한다. 이하 "연고자"라 한다)의 동의를 받아야 한다. 다만, 소재불명 및 연락두절 등 미리 연고자의 동의를 받기 어려운 특별한 사정이 있고 해부가 늦어질 경우 감염병 예방과 국민 건강의 보호라는 목적을 달성하기 어렵다고 판단되는 경우에는 연고자의 동의를 받지 아니하고 해부를 명할 수 있다.

③ 질병관리청장은 감염병 전문의, 해부학, 병리학 또는 법의학을 전공한 사람을 해부를 담당하는 의사로 지정하여 해부를 하여야 한다. 〈개정 2020. 8. 11.〉

④ 제3항에 따른 해부는 사망자가 걸린 것으로 의심되는 감염병의 종류별로 질병관리청장이 정하여 고시한 생물학적 안전 등급을 갖춘 시설에서 실시하여야 한다. 〈개정 2010. 1. 18., 2020. 8. 11.〉

⑤ 제3항에 따른 해부를 담당하는 의사의 지정, 감염병 종류별로 갖추어야 할 시설의 기준, 해당 시체의 관리 등에 관하여 필요한 사항은 보건복지부령으로 정한다. 〈개정 2010. 1. 18.〉

제20조의2(시신의 장사방법 등) ① 질병관리청장은 감염병환자등이 사망한 경우(사망 후 감염병병원체를 보유하였던 것으로 확인된 사람을 포함한다) 감염병의 차단과 확산 방지 등을 위하여 필요한 범위에서 그 시신의 장사방법 등을 제한할 수 있다. 〈개정 2020. 8. 11.〉

② 질병관리청장은 제1항에 따른 제한을 하려는 경우 연고자에게 해당 조치의 필요성 및 구체적인 방법·절차 등을 미리 설명하여야 한다. 〈개정 2020. 8. 11.〉

③ 질병관리청장은 화장시설의 설치·관리자에게 제1항에 따른 조치에 협조하여 줄 것을 요청할 수 있으며, 요청을 받은 화장시설의 설치·관리자는 이에 적극 협조하여야 한다. 〈개정 2020. 8. 11.〉

④ 제1항에 따른 제한의 대상·방법·절차 등 필요한 사항은 보건복지부령으로 정한다.

[본조신설 2015. 12. 29.]

제5장 고위험병원체

제21조(고위험병원체의 분리, 분양·이동 및 이동신고) ① 감염병환자, 식품, 동식물, 그 밖의 환경 등으로부터 고위험병원체를 분리한

자는 지체 없이 고위험병원체의 명칭, 분리된 검체명, 분리 일자 등을 질병관리청장에게 신고하여야 한다. 〈개정 2010. 1. 18., 2019. 12. 3., 2020. 8. 11.〉

② 고위험병원체를 분양·이동받으려는 자는 사전에 고위험병원체의 명칭, 분양 및 이동계획 등을 질병관리청장에게 신고하여야 한다. 〈신설 2019. 12. 3., 2020. 8. 11.〉

③ 고위험병원체를 이동하려는 자는 사전에 고위험병원체의 명칭과 이동계획 등을 질병관리청장에게 신고하여야 한다. 〈신설 2019. 12. 3., 2020. 8. 11.〉

④ 질병관리청장은 제1항부터 제3항까지의 신고를 받은 경우 그 내용을 검토하여 이 법에 적합하면 신고를 수리하여야 한다. 〈신설 2020. 3. 4., 2020. 8. 11.〉

⑤ 질병관리청장은 제1항에 따라 고위험병원체의 분리신고를 받은 경우 현장조사를 실시할 수 있다. 〈신설 2019. 12. 3., 2020. 3. 4., 2020. 8. 11.〉

⑥ 고위험병원체를 보유·관리하는 자는 매년 고위험병원체 보유현황에 대한 기록을 작성하여 질병관리청장에게 제출하여야 한다. 〈신설 2018. 3. 27., 2019. 12. 3., 2020. 3. 4., 2020. 8. 11.〉

⑦ 제1항부터 제3항까지에 따른 신고 및 제6항에 따른 기록 작성·제출의 방법 및 절차 등에 관하여 필요한 사항은 보건복지부령으로 정한다. 〈개정 2010. 1. 18., 2018. 3. 27., 2019. 12. 3., 2020. 3. 4.〉

[제목개정 2018. 3. 27., 2019. 12. 3.]

제22조(고위험병원체의 반입 허가 등) ① 감염병의 진단 및 학술 연구 등을 목적으로 고위험병원체를 국내로 반입하려는 자는 다음 각 호의 요건을 갖추어 질병관리청장의 허가를 받아야 한다. 〈개정

2010. 1. 18., 2019. 12. 3., 2020. 8. 11.〉

1. 제23조제1항에 따른 고위험병원체 취급시설을 설치·운영할 것

2. 고위험병원체의 안전한 수송 및 비상조치 계획을 수립할 것

3. 보건복지부령으로 정하는 요건을 갖춘 고위험병원체 전담관리자를 둘 것

② 제1항에 따라 허가받은 사항을 변경하려는 자는 질병관리청장의 허가를 받아야 한다. 다만, 대통령령으로 정하는 경미한 사항을 변경하려는 경우에는 질병관리청장에게 신고하여야 한다. 〈개정 2010. 1. 18., 2020. 8. 11.〉

③ 제1항에 따라 고위험병원체의 반입 허가를 받은 자가 해당 고위험병원체를 인수하여 이동하려면 대통령령으로 정하는 바에 따라 그 인수 장소를 지정하고 제21조제1항에 따라 이동계획을 질병관리청장에게 미리 신고하여야 한다. 이 경우 질병관리청장은 그 내용을 검토하여 이 법에 적합하면 신고를 수리하여야 한다. 〈개정 2010. 1. 18., 2020. 3. 4., 2020. 8. 11.〉

④ 제1항부터 제3항까지의 규정에 따른 허가 또는 신고의 방법과 절차 등에 관하여 필요한 사항은 보건복지부령으로 정한다. 〈개정 2010. 1. 18.〉

제23조(고위험병원체의 안전관리 등) ① 고위험병원체를 검사, 보유, 관리 및 이동하려는 자는 그 검사, 보유, 관리 및 이동에 필요한 시설(이하 "고위험병원체 취급시설"이라 한다)을 설치·운영하여야 한다.

② 고위험병원체 취급시설을 설치·운영하려는 자는 고위험병원체 취급시설의 안전관리 등급별로 질병관리청장의 허가를 받거나 질병관리청장에게 신고하여야 한다. 〈개정 2020. 8. 11.〉

③ 제2항에 따라 허가를 받은 자는 허가받은 사항을 변경하려면 변경허가를 받아야 한다. 다만, 대통령령으로 정하는 경미한 사항을 변경하려면 변경신고를 하여야 한다.

④ 제2항에 따라 신고한 자는 신고한 사항을 변경하려면 변경신고를 하여야 한다.

⑤ 제2항에 따라 허가를 받거나 신고한 자는 고위험병원체 취급시설을 폐쇄하는 경우 그 내용을 질병관리청장에게 신고하여야 한다. 〈개정 2020. 8. 11.〉

⑥ 질병관리청장은 제2항, 제4항 및 제5항에 따른 신고를 받은 경우 그 내용을 검토하여 이 법에 적합하면 신고를 수리하여야 한다. 〈개정 2020. 8. 11.〉

⑦ 제2항에 따라 허가를 받거나 신고한 자는 고위험병원체 취급시설의 안전관리 등급에 따라 대통령령으로 정하는 안전관리 준수사항을 지켜야 한다.

⑧ 질병관리청장은 고위험병원체를 검사, 보유, 관리 및 이동하는 자가 제7항에 따른 안전관리 준수사항 및 제9항에 따른 허가 및 신고 기준을 지키고 있는지 여부 등을 점검할 수 있다. 〈개정 2020. 8. 11.〉

⑨ 제1항부터 제5항까지의 규정에 따른 고위험병원체 취급시설의 안전관리 등급, 설치·운영 허가 및 신고의 기준과 절차, 폐쇄 신고의 기준과 절차 등에 필요한 사항은 대통령령으로 정한다.

[전문개정 2020. 3. 4.]

제23조의2(고위험병원체 취급시설의 허가취소 등) 질병관리청장은 제23조제2항에 따라 고위험병원체 취급시설 설치·운영의 허가를 받거나 신고를 한 자가 다음 각 호의 어느 하나에 해당하는 경우에는 그 허가를 취소하거나 고위험병원체 취급시설의 폐쇄를 명하거나

1년 이내의 기간을 정하여 그 시설의 운영을 정지하도록 명할 수 있다. 다만, 제1호에 해당하는 경우에는 허가를 취소하거나 고위험병원체 취급시설의 폐쇄를 명하여야 한다. 〈개정 2020. 3. 4., 2020. 8. 11.〉

1. 속임수나 그 밖의 부정한 방법으로 허가를 받거나 신고한 경우

2. 제23조제3항 또는 제4항에 따른 변경허가를 받지 아니하거나 변경신고를 하지 아니하고 허가 내용 또는 신고 내용을 변경한 경우

3. 제23조제7항에 따른 안전관리 준수사항을 지키지 아니한 경우

4. 제23조제9항에 따른 허가 또는 신고의 기준에 미달한 경우

[본조신설 2017. 12. 12.]

제23조의3(생물테러감염병병원체의 보유허가 등) ① 감염병의 진단 및 학술연구 등을 목적으로 생물테러감염병을 일으키는 병원체 중 보건복지부령으로 정하는 병원체(이하 "생물테러감염병병원체"라 한다)를 보유하고자 하는 자는 사전에 질병관리청장의 허가를 받아야 한다. 다만, 감염병의사환자로부터 생물테러감염병병원체를 분리한 후 보유하는 경우 등 대통령령으로 정하는 부득이한 사정으로 사전에 허가를 받을 수 없는 경우에는 보유 즉시 허가를 받아야 한다. 〈개정 2020. 8. 11.〉

② 제22조제1항에 따라 국내반입허가를 받은 경우에는 제1항에 따른 허가를 받은 것으로 본다.

③ 제1항에 따라 허가받은 사항을 변경하고자 하는 경우에는 질병관리청장의 변경허가를 받아야 한다. 다만, 고위험병원체를 취급하는 사람의 변경 등 대통령령으로 정하는 경미한 사항을 변경하려는 경우에는 질병관리청장에게 변경신고를 하여야 한다. 〈개정

2020. 8. 11.〉

④ 제1항부터 제3항까지의 규정에 따른 허가, 변경허가 또는 변경신고의 방법 및 절차 등에 관하여 필요한 사항은 보건복지부령으로 정한다.

[본조신설 2019. 12. 3.]

제23조의4(고위험병원체의 취급 기준) ① 고위험병원체는 다음 각 호의 어느 하나에 해당하는 사람만 취급할 수 있다.

1. 「고등교육법」 제2조제4호에 따른 전문대학 이상의 대학에서 보건의료 또는 생물 관련 분야를 전공하고 졸업한 사람 또는 이와 동등한 학력을 가진 사람

2. 「고등교육법」 제2조제4호에 따른 전문대학 이상의 대학을 졸업한 사람 또는 이와 동등 이상의 학력을 가진 사람으로서 보건의료 또는 생물 관련 분야 외의 분야를 전공하고 2년 이상의 보건의료 또는 생물 관련 분야의 경력이 있는 사람

3. 「초·중등교육법」 제2조제3호에 따른 고등학교·고등기술학교를 졸업한 사람 또는 이와 동등 이상의 학력을 가진 사람으로서 4년 이상의 보건의료 또는 생물 관련 분야의 경력이 있는 사람

② 누구든지 제1항 각 호의 어느 하나에 해당하지 아니하는 사람에게 고위험병원체를 취급하도록 하여서는 아니 된다.

③ 제1항 각 호의 학력 및 경력에 관한 구체적인 사항은 보건복지부령으로 정한다.

[본조신설 2019. 12. 3.]

제23조의5(고위험병원체 취급 교육) ① 고위험병원체를 취급하는 사람은 고위험병원체의 안전한 취급을 위하여 매년 필요한 교육을 받아야 한다.

② 질병관리청장은 제1항에 따른 교육을 보건복지부령으로 정하

는 전문 기관 또는 단체에 위탁할 수 있다. 〈개정 2020. 8. 11.〉

③ 제1항 및 제2항에 따른 교육 및 교육의 위탁 등에 필요한 사항은 보건복지부령으로 정한다.

[본조신설 2019. 12. 3.]

제6장 예방접종

제24조(필수예방접종) ① 특별자치도지사 또는 시장·군수·구청장은 다음 각 호의 질병에 대하여 관할 보건소를 통하여 필수예방접종(이하 "필수예방접종"이라 한다)을 실시하여야 한다. 〈개정 2010. 1. 18., 2013. 3. 22., 2014. 3. 18., 2016. 12. 2., 2018. 3. 27., 2020. 8. 11.〉

1. 디프테리아
2. 폴리오
3. 백일해
4. 홍역
5. 파상풍
6. 결핵
7. B형간염
8. 유행성이하선염
9. 풍진
10. 수두
11. 일본뇌염
12. b형헤모필루스인플루엔자
13. 폐렴구균
14. 인플루엔자
15. A형간염

16. 사람유두종바이러스 감염증

17. 그 밖에 질병관리청장이 감염병의 예방을 위하여 필요하다고 인정하여 지정하는 감염병

② 특별자치도지사 또는 시장 · 군수 · 구청장은 제1항에 따른 필수예방접종업무를 대통령령으로 정하는 바에 따라 관할구역 안에 있는 「의료법」에 따른 의료기관에 위탁할 수 있다. 〈개정 2018. 3. 27.〉

③ 특별자치도지사 또는 시장 · 군수 · 구청장은 필수예방접종 대상 아동 부모에게 보건복지부령으로 정하는 바에 따라 필수예방접종을 사전에 알려야 한다. 이 경우 「개인정보 보호법」 제24조에 따른 고유식별정보를 처리할 수 있다. 〈신설 2012. 5. 23., 2018. 3. 27.〉

[제목개정 2018. 3. 27.]

제25조(임시예방접종) ① 특별자치도지사 또는 시장 · 군수 · 구청장은 다음 각 호의 어느 하나에 해당하면 관할 보건소를 통하여 임시예방접종(이하 "임시예방접종"이라 한다)을 하여야 한다. 〈개정 2010. 1. 18., 2020. 8. 11.〉

1. 질병관리청장이 감염병 예방을 위하여 특별자치도지사 또는 시장 · 군수 · 구청장에게 예방접종을 실시할 것을 요청한 경우

2. 특별자치도지사 또는 시장 · 군수 · 구청장이 감염병 예방을 위하여 예방접종이 필요하다고 인정하는 경우

② 제1항에 따른 임시예방접종업무의 위탁에 관하여는 제24조제2항을 준용한다.

제26조(예방접종의 공고) 특별자치도지사 또는 시장 · 군수 · 구청장은 임시예방접종을 할 경우에는 예방접종의 일시 및 장소, 예방접종의 종류, 예방접종을 받을 사람의 범위를 정하여 미리 공고하여야 한다. 다만, 제32조제3항에 따른 예방접종의 실시기준 등이 변경될 경우에는 그 변경 사항을 미리 공고하여야 한다. 〈개정 2021. 3.

9.〉

제26조의2(예방접종 내역의 사전확인) ① 보건소장 및 제24조제2항(제25조제2항에서 준용하는 경우를 포함한다)에 따라 예방접종업무를 위탁받은 의료기관의 장은 예방접종을 하기 전에 대통령령으로 정하는 바에 따라 예방접종을 받으려는 사람 본인 또는 법정대리인의 동의를 받아 해당 예방접종을 받으려는 사람의 예방접종 내역을 확인하여야 한다. 다만, 예방접종을 받으려는 사람 또는 법정대리인의 동의를 받지 못한 경우에는 그러하지 아니하다.

② 제1항 본문에 따라 예방접종을 확인하는 경우 제33조의4에 따른 예방접종통합관리시스템을 활용하여 그 내역을 확인할 수 있다. 〈개정 2019. 12. 3.〉

[본조신설 2015. 12. 29.]

제27조(예방접종증명서) ① 질병관리청장, 특별자치도지사 또는 시장·군수·구청장은 필수예방접종 또는 임시예방접종을 받은 사람 본인 또는 법정대리인에게 보건복지부령으로 정하는 바에 따라 예방접종증명서를 발급하여야 한다. 〈개정 2010. 1. 18., 2015. 12. 29., 2018. 3. 27., 2020. 8. 11.〉

② 특별자치도지사나 시장·군수·구청장이 아닌 자가 이 법에 따른 예방접종을 한 때에는 질병관리청장, 특별자치도지사 또는 시장·군수·구청장은 보건복지부령으로 정하는 바에 따라 해당 예방접종을 한 자로 하여금 예방접종증명서를 발급하게 할 수 있다. 〈개정 2010. 1. 18., 2015. 12. 29., 2020. 8. 11.〉

③ 제1항 및 제2항에 따른 예방접종증명서는 전자문서를 이용하여 발급할 수 있다.

제28조(예방접종 기록의 보존 및 보고 등) ① 특별자치도지사 또는 시장·군수·구청장은 필수예방접종 및 임시예방접종을 하거나, 제2

항에 따라 보고를 받은 경우에는 보건복지부령으로 정하는 바에 따라 예방접종에 관한 기록을 작성·보관하여야 하고, 그 내용을 시·도지사 및 질병관리청장에게 각각 보고하여야 한다. 〈개정 2010. 1. 18., 2018. 3. 27., 2020. 8. 11.〉

② 특별자치도지사나 시장·군수·구청장이 아닌 자가 이 법에 따른 예방접종을 하면 보건복지부령으로 정하는 바에 따라 특별자치도지사 또는 시장·군수·구청장에게 보고하여야 한다. 〈개정 2010. 1. 18.〉

제29조(예방접종에 관한 역학조사) 질병관리청장, 시·도지사 또는 시장·군수·구청장은 다음 각 호의 구분에 따라 조사를 실시하고, 예방접종 후 이상반응 사례가 발생하면 그 원인을 밝히기 위하여 제18조에 따라 역학조사를 하여야 한다. 〈개정 2020. 8. 11.〉

1. 질병관리청장: 예방접종의 효과 및 예방접종 후 이상반응에 관한 조사

2. 시·도지사 또는 시장·군수·구청장: 예방접종 후 이상반응에 관한 조사

제30조(예방접종피해조사반) ① 제71조제1항 및 제2항에 규정된 예방접종으로 인한 질병·장애·사망의 원인 규명 및 피해 보상 등을 조사하고 제72조제1항에 따른 제3자의 고의 또는 과실 유무를 조사하기 위하여 질병관리청에 예방접종피해조사반을 둔다. 〈개정 2020. 8. 11.〉

② 제1항에 따른 예방접종피해조사반의 설치 및 운영 등에 관하여 필요한 사항은 대통령령으로 정한다.

제31조(예방접종 완료 여부의 확인) ① 특별자치도지사 또는 시장·군수·구청장은 초등학교와 중학교의 장에게 「학교보건법」 제10조에 따른 예방접종 완료 여부에 대한 검사 기록을 제출하도록 요청

할 수 있다.

② 특별자치도지사 또는 시장·군수·구청장은 「유아교육법」에 따른 유치원의 장과 「영유아보육법」에 따른 어린이집의 원장에게 보건복지부령으로 정하는 바에 따라 영유아의 예방접종 여부를 확인하도록 요청할 수 있다. 〈개정 2010. 1. 18., 2011. 6. 7.〉

③ 특별자치도지사 또는 시장·군수·구청장은 제1항에 따른 제출기록 및 제2항에 따른 확인 결과를 확인하여 예방접종을 끝내지 못한 영유아, 학생 등이 있으면 그 영유아 또는 학생 등에게 예방접종을 하여야 한다.

제32조(예방접종의 실시주간 및 실시기준 등) ① 질병관리청장은 국민의 예방접종에 대한 관심을 높여 감염병에 대한 예방접종을 활성화하기 위하여 예방접종주간을 설정할 수 있다. 〈개정 2010. 1. 18., 2020. 8. 11.〉

② 누구든지 거짓이나 그 밖의 부정한 방법으로 예방접종을 받아서는 아니 된다. 〈신설 2021. 3. 9.〉

③ 예방접종의 실시기준과 방법 등에 관하여 필요한 사항은 보건복지부령으로 정한다. 〈개정 2010. 1. 18., 2021. 3. 9.〉

제33조(예방접종약품의 계획 생산) ① 질병관리청장은 예방접종약품의 국내 공급이 부족하다고 판단되는 경우 등 보건복지부령으로 정하는 경우에는 예산의 범위에서 감염병의 예방접종에 필요한 수량의 예방접종약품을 미리 계산하여 「약사법」 제31조에 따른 의약품 제조업자(이하 "의약품 제조업자"라 한다)에게 생산하게 할 수 있으며, 예방접종약품을 연구하는 자 등을 지원할 수 있다. 〈개정 2010. 1. 18., 2019. 12. 3., 2020. 8. 11.〉

② 질병관리청장은 보건복지부령으로 정하는 바에 따라 제1항에 따른 예방접종약품의 생산에 드는 비용의 전부 또는 일부를 해당

의약품 제조업자에게 미리 지급할 수 있다. 〈개정 2010. 1. 18., 2020. 8. 11.〉

제33조의2(필수예방접종약품등의 비축 등) ① 질병관리청장은 제24조에 따른 필수예방접종 및 제25조에 따른 임시예방접종이 원활하게 이루어질 수 있도록 하기 위하여 필요한 필수예방접종약품등을 위원회의 심의를 거쳐 미리 비축하거나 장기 구매를 위한 계약을 미리 할 수 있다. 〈개정 2020. 8. 11.〉

② 질병관리청장은 제1항에 따라 비축한 필수예방접종약품등의 공급의 우선순위 등 분배기준, 그 밖에 필요한 사항을 위원회의 심의를 거쳐 정할 수 있다. 〈개정 2020. 8. 11.〉

[본조신설 2019. 12. 3.]

[종전 제33조의2는 제33조의4로 이동 〈2019. 12. 3.〉]

제33조의3(필수예방접종약품등의 생산 계획 등의 보고) 「약사법」 제31조 및 같은 법 제42조에 따른 품목허가를 받거나 신고를 한 자 중 필수예방접종의약품등을 생산·수입하거나 하려는 자는 보건복지부령으로 정하는 바에 따라 필수예방접종약품등의 생산·수입 계획(계획의 변경을 포함한다) 및 실적을 질병관리청장에게 보고하여야 한다. 〈개정 2020. 8. 11.〉

[본조신설 2019. 12. 3.]

제33조의4(예방접종통합관리시스템의 구축·운영 등) ① 질병관리청장은 예방접종업무에 필요한 각종 자료 또는 정보의 효율적 처리와 기록·관리업무의 전산화를 위하여 예방접종통합관리시스템(이하 "통합관리시스템"이라 한다)을 구축·운영하여야 한다. 〈개정 2020. 8. 11.〉

② 질병관리청장은 통합관리시스템을 구축·운영하기 위하여 다음 각 호의 자료를 수집·관리·보유할 수 있으며, 관련 기관 및 단체

에 필요한 자료의 제공을 요청할 수 있다. 이 경우 자료의 제공을 요청받은 기관 및 단체는 정당한 사유가 없으면 이에 따라야 한다. 〈개정 2020. 8. 11.〉

1. 예방접종 대상자의 인적사항(「개인정보 보호법」 제24조에 따른 고유식별정보 등 대통령령으로 정하는 개인정보를 포함한다)

2. 예방접종을 받은 사람의 이름, 접종명, 접종일시 등 예방접종 실시 내역

3. 예방접종 위탁 의료기관 개설 정보, 예방접종 피해보상 신청 내용 등 그 밖에 예방접종업무를 하는 데에 필요한 자료로서 대통령령으로 정하는 자료

③ 보건소장 및 제24조제2항(제25조제2항에서 준용하는 경우를 포함한다)에 따라 예방접종업무를 위탁받은 의료기관의 장은 이 법에 따른 예방접종을 하면 제2항제2호의 정보를 대통령령으로 정하는 바에 따라 통합관리시스템에 입력하여야 한다.

④ 질병관리청장은 대통령령으로 정하는 바에 따라 통합관리시스템을 활용하여 예방접종 대상 아동 부모에게 자녀의 예방접종 내역을 제공하거나 예방접종증명서 발급을 지원할 수 있다. 이 경우 예방접종 내역 제공 또는 예방접종증명서 발급의 적정성을 확인하기 위하여 법원행정처장에게 「가족관계의 등록 등에 관한 법률」 제11조에 따른 등록전산정보자료를 요청할 수 있으며, 법원행정처장은 정당한 사유가 없으면 이에 따라야 한다. 〈개정 2020. 8. 11.〉

⑤ 통합관리시스템은 예방접종업무와 관련된 다음 각 호의 정보시스템과 전자적으로 연계하여 활용할 수 있다.

1. 「초ㆍ중등교육법」 제30조의4에 따른 교육정보시스템

2. 「유아교육법」 제19조의2에 따른 유아교육정보시스템

3. 「전자정부법」 제9조에 따른 통합전자민원창구 등 그 밖에 보

건복지부령으로 정하는 정보시스템

⑥ 제1항부터 제5항까지의 정보의 보호 및 관리에 관한 사항은 이 법에서 규정된 것을 제외하고는 「개인정보 보호법」의 규정에 따른다.

[본조신설 2015. 12. 29.]

[제33조의2에서 이동 〈2019. 12. 3.〉]

제7장 감염 전파의 차단 조치

제34조(감염병 위기관리대책의 수립ㆍ시행) ① 보건복지부장관 및 질병관리청장은 감염병의 확산 또는 해외 신종감염병의 국내 유입으로 인한 재난상황에 대처하기 위하여 위원회의 심의를 거쳐 감염병 위기관리대책(이하 "감염병 위기관리대책"이라 한다)을 수립ㆍ시행하여야 한다. 〈개정 2010. 1. 18., 2015. 7. 6., 2020. 8. 11.〉

② 감염병 위기관리대책에는 다음 각 호의 사항이 포함되어야 한다. 〈개정 2010. 1. 18., 2015. 7. 6., 2020. 8. 11., 2020. 9. 29., 2020. 12. 15.〉

1. 재난상황 발생 및 해외 신종감염병 유입에 대한 대응체계 및 기관별 역할

2. 재난 및 위기상황의 판단, 위기경보 결정 및 관리체계

3. 감염병위기 시 동원하여야 할 의료인 등 전문인력, 시설, 의료기관의 명부 작성

4. 의료ㆍ방역 물품의 비축방안 및 조달방안

5. 재난 및 위기상황별 국민행동요령, 동원 대상 인력, 시설, 기관에 대한 교육 및 도상연습 등 실제 상황대비 훈련

5의2. 감염병 발생 및 전파상황에 따른 감염취약계층 및 사회복지시설의 유형별 대응방안

6. 그 밖에 재난상황 및 위기상황 극복을 위하여 필요하다고 보건복지부장관 및 질병관리청장이 인정하는 사항

③ 보건복지부장관 및 질병관리청장은 감염병 위기관리대책에 따른 정기적인 훈련을 실시하여야 한다. <신설 2015. 7. 6., 2020. 8. 11.>

④ 감염병 위기관리대책의 수립 및 시행 등에 필요한 사항은 대통령령으로 정한다. <개정 2015. 7. 6.>

제34조(감염병 위기관리대책의 수립·시행) ① 보건복지부장관 및 질병관리청장은 감염병의 확산 또는 해외 신종감염병의 국내 유입으로 인한 재난상황에 대처하기 위하여 위원회의 심의를 거쳐 감염병 위기관리대책(이하 "감염병 위기관리대책"이라 한다)을 수립·시행하여야 한다. <개정 2010. 1. 18., 2015. 7. 6., 2020. 8. 11.>

② 감염병 위기관리대책에는 다음 각 호의 사항이 포함되어야 한다. <개정 2010. 1. 18., 2015. 7. 6., 2020. 8. 11., 2020. 9. 29., 2020. 12. 15., 2021. 3. 9.>

1. 재난상황 발생 및 해외 신종감염병 유입에 대한 대응체계 및 기관별 역할

2. 재난 및 위기상황의 판단, 위기경보 결정 및 관리체계

3. 감염병위기 시 동원하여야 할 의료인 등 전문인력, 시설, 의료기관의 명부 작성

4. 의료·방역 물품의 비축방안 및 조달방안

5. 재난 및 위기상황별 국민행동요령, 동원 대상 인력, 시설, 기관에 대한 교육 및 도상연습 등 실제 상황대비 훈련

5의2. 감염취약계층에 대한 유형별 보호조치 방안 및 사회복지시설의 유형별·전파상황별 대응방안

6. 그 밖에 재난상황 및 위기상황 극복을 위하여 필요하다고 보

건복지부장관 및 질병관리청장이 인정하는 사항

③ 보건복지부장관 및 질병관리청장은 감염병 위기관리대책에 따른 정기적인 훈련을 실시하여야 한다. 〈신설 2015. 7. 6., 2020. 8. 11.〉

④ 감염병 위기관리대책의 수립 및 시행 등에 필요한 사항은 대통령령으로 정한다. 〈개정 2015. 7. 6.〉

[시행일 : 2021. 9. 10.] 제34조

제34조의2(감염병위기 시 정보공개) ① 질병관리청장, 시ㆍ도지사 및 시장ㆍ군수ㆍ구청장은 국민의 건강에 위해가 되는 감염병 확산으로 인하여 「재난 및 안전관리 기본법」 제38조제2항에 따른 주의 이상의 위기경보가 발령되면 감염병 환자의 이동경로, 이동수단, 진료의료기관 및 접촉자 현황, 감염병의 지역별ㆍ연령대별 발생 및 검사 현황 등 국민들이 감염병 예방을 위하여 알아야 하는 정보를 정보통신망 게재 또는 보도자료 배포 등의 방법으로 신속히 공개하여야 한다. 다만, 성별, 나이, 그 밖에 감염병 예방과 관계없다고 판단되는 정보로서 대통령령으로 정하는 정보는 제외하여야 한다. 〈개정 2020. 3. 4., 2020. 8. 11., 2020. 9. 29., 2021. 3. 9.〉

② 질병관리청장, 시ㆍ도지사 및 시장ㆍ군수ㆍ구청장은 제1항에 따라 공개한 정보가 그 공개목적의 달성 등으로 공개될 필요가 없어진 때에는 지체 없이 그 공개된 정보를 삭제하여야 한다. 〈신설 2020. 9. 29.〉

③ 누구든지 제1항에 따라 공개된 사항이 다음 각 호의 어느 하나에 해당하는 경우에는 질병관리청장, 시ㆍ도지사 또는 시장ㆍ군수ㆍ구청장에게 서면이나 말로 또는 정보통신망을 이용하여 이의신청을 할 수 있다. 〈신설 2020. 3. 4., 2020. 8. 11., 2020. 9. 29.〉

1. 공개된 사항이 사실과 다른 경우

2. 공개된 사항에 관하여 의견이 있는 경우

④ 질병관리청장, 시·도지사 또는 시장·군수·구청장은 제3항에 따라 신청한 이의가 상당한 이유가 있다고 인정하는 경우에는 지체 없이 공개된 정보의 정정 등 필요한 조치를 하여야 한다. 〈신설 2020. 3. 4., 2020. 8. 11., 2020. 9. 29.〉

⑤ 제1항부터 제3항까지에 따른 정보공개 및 삭제와 이의신청의 범위, 절차 및 방법 등에 관하여 필요한 사항은 보건복지부령으로 정한다. 〈개정 2020. 3. 4., 2020. 9. 29.〉

[본조신설 2015. 7. 6.]

제35조(시·도별 감염병 위기관리대책의 수립 등) ① 질병관리청장은 제34조제1항에 따라 수립한 감염병 위기관리대책을 시·도지사에게 알려야 한다. 〈개정 2010. 1. 18., 2020. 8. 11.〉

② 시·도지사는 제1항에 따라 통보된 감염병 위기관리대책에 따라 특별시·광역시·도·특별자치도(이하 "시·도"라 한다)별 감염병 위기관리대책을 수립·시행하여야 한다.

제35조의2(재난 시 의료인에 대한 거짓 진술 등의 금지) 누구든지 감염병에 관하여 「재난 및 안전관리 기본법」 제38조제2항에 따른 주의 이상의 예보 또는 경보가 발령된 후에는 의료인에 대하여 의료기관 내원(內院)이력 및 진료이력 등 감염 여부 확인에 필요한 사실에 관하여 거짓 진술, 거짓 자료를 제출하거나 고의적으로 사실을 누락·은폐하여서는 아니 된다. 〈개정 2017. 12. 12.〉

[본조신설 2015. 7. 6.]

제36조(감염병관리기관의 지정 등) ①보건복지부장관, 질병관리청장 또는 시·도지사는 보건복지부령으로 정하는 바에 따라 「의료법」 제3조에 따른 의료기관을 감염병관리기관으로 지정하여야 한다. 〈신설 2020. 3. 4., 2020. 8. 11.〉

② 시장·군수·구청장은 보건복지부령으로 정하는 바에 따라 「의료법」에 따른 의료기관을 감염병관리기관으로 지정할 수 있다. 〈개정 2010. 1. 18., 2020. 3. 4.〉

③ 제1항 및 제2항에 따라 지정받은 의료기관(이하 "감염병관리기관"이라 한다)의 장은 감염병을 예방하고 감염병환자등을 진료하는 시설(이하 "감염병관리시설"이라 한다)을 설치하여야 한다. 이 경우 보건복지부령으로 정하는 일정규모 이상의 감염병관리기관에는 감염병의 전파를 막기 위하여 전실(前室) 및 음압시설(陰壓施設) 등을 갖춘 1인 병실을 보건복지부령으로 정하는 기준에 따라 설치하여야 한다. 〈개정 2010. 1. 18., 2015. 12. 29., 2020. 3. 4.〉

④ 보건복지부장관, 질병관리청장, 시·도지사 또는 시장·군수·구청장은 감염병관리시설의 설치 및 운영에 드는 비용을 감염병관리기관에 지원하여야 한다. 〈개정 2020. 3. 4., 2020. 8. 11.〉

⑤ 감염병관리기관이 아닌 의료기관이 감염병관리시설을 설치·운영하려면 보건복지부령으로 정하는 바에 따라 특별자치도지사 또는 시장·군수·구청장에게 신고하여야 한다. 이 경우 특별자치도지사 또는 시장·군수·구청장은 그 내용을 검토하여 이 법에 적합하면 신고를 수리하여야 한다. 〈개정 2010. 1. 18., 2020. 3. 4.〉

⑥ 보건복지부장관, 질병관리청장, 시·도지사 또는 시장·군수·구청장은 감염병 발생 등 긴급상황 발생 시 감염병관리기관에 진료개시 등 필요한 사항을 지시할 수 있다. 〈신설 2015. 7. 6., 2020. 3. 4., 2020. 8. 11.〉

제37조(감염병위기 시 감염병관리기관의 설치 등) ① 보건복지부장관, 질병관리청장, 시·도지사 또는 시장·군수·구청장은 감염병환자가 대량으로 발생하거나 제36조에 따라 지정된 감염병관리기관만으로 감염병환자등을 모두 수용하기 어려운 경우에는 다음 각 호의

조치를 취할 수 있다. 〈개정 2010. 1. 18., 2020. 8. 11.〉

1. 제36조에 따라 지정된 감염병관리기관이 아닌 의료기관을 일정 기간 동안 감염병관리기관으로 지정

2. 격리소·요양소 또는 진료소의 설치·운영

② 제1항제1호에 따라 지정된 감염병관리기관의 장은 보건복지부령으로 정하는 바에 따라 감염병관리시설을 설치하여야 한다. 〈개정 2010. 1. 18.〉

③ 보건복지부장관, 질병관리청장, 시·도지사 또는 시장·군수·구청장은 제2항에 따른 시설의 설치 및 운영에 드는 비용을 감염병관리기관에 지원하여야 한다. 〈개정 2010. 1. 18., 2020. 8. 11.〉

④ 제1항제1호에 따라 지정된 감염병관리기관의 장은 정당한 사유없이 제2항의 명령을 거부할 수 없다.

⑤ 보건복지부장관, 질병관리청장, 시·도지사 또는 시장·군수·구청장은 감염병 발생 등 긴급상황 발생 시 감염병관리기관에 진료개시 등 필요한 사항을 지시할 수 있다. 〈신설 2015. 7. 6., 2018. 3. 27., 2020. 8. 11.〉

제38조(감염병환자등의 입소 거부 금지) 감염병관리기관은 정당한 사유 없이 감염병환자등의 입소(入所)를 거부할 수 없다.

제39조(감염병관리시설 등의 설치 및 관리방법) 감염병관리시설 및 제37조에 따른 격리소·요양소 또는 진료소의 설치 및 관리방법 등에 관하여 필요한 사항은 보건복지부령으로 정한다. 〈개정 2010. 1. 18.〉

제39조의2(감염병관리시설 평가) 질병관리청장, 시·도지사 및 시장·군수·구청장은 감염병관리시설을 정기적으로 평가하고 그 결과를 시설의 감독·지원 등에 반영할 수 있다. 이 경우 평가의 방법, 절차, 시기 및 감독·지원의 내용 등은 보건복지부령으로 정한다. 〈개

정 2020. 8. 11.〉

[본조신설 2015. 12. 29.]

제39조의3(감염병의심자 격리시설 지정) ① 시·도지사는 감염병 발생 또는 유행 시 감염병의심자를 격리하기 위한 시설(이하 "감염병의심자 격리시설"이라 한다)을 지정하여야 한다. 다만, 「의료법」 제3조에 따른 의료기관은 감염병의심자 격리시설로 지정할 수 없다. 〈개정 2020. 12. 15.〉

② 질병관리청장 또는 시·도지사는 감염병의심자가 대량으로 발생하거나 제1항에 따라 지정된 감염병의심자 격리시설만으로 감염병의심자를 모두 수용하기 어려운 경우에는 제1항에 따라 감염병의심자 격리시설로 지정되지 아니한 시설을 일정기간 동안 감염병의심자 격리시설로 지정할 수 있다. 〈개정 2020. 8. 11., 2020. 12. 15.〉

③ 제1항 및 제2항에 따른 감염병의심자 격리시설의 지정 및 관리 방법 등에 필요한 사항은 보건복지부령으로 정한다. 〈개정 2020. 12. 15.〉

[본조신설 2018. 3. 27.]

[제목개정 2020. 12. 15.]

제40조(생물테러감염병 등에 대비한 의료·방역 물품의 비축) ① 질병관리청장은 생물테러감염병 및 그 밖의 감염병의 대유행이 우려되면 위원회의 심의를 거쳐 예방·치료 의료·방역 물품의 품목을 정하여 미리 비축하거나 장기 구매를 위한 계약을 미리 할 수 있다. 〈개정 2010. 1. 18., 2020. 8. 11., 2020. 12. 15.〉

② 질병관리청장은 「약사법」 제31조제2항에도 불구하고 생물테러감염병이나 그 밖의 감염병의 대유행이 우려되면 예방·치료 의약품을 정하여 의약품 제조업자에게 생산하게 할 수 있다. 〈개정 2010.

1. 18., 2019. 12. 3., 2020. 8. 11.〉

③ 질병관리청장은 제2항에 따른 예방·치료 의약품의 효과와 이상반응에 관하여 조사하고, 이상반응 사례가 발생하면 제18조에 따라 역학조사를 하여야 한다. 〈개정 2010. 1. 18., 2020. 8. 11.〉

[제목개정 2020. 12. 15.]

제40조의2(감염병 대비 의약품 공급의 우선순위 등 분배기준) 질병관리청장은 생물테러감염병이나 그 밖의 감염병의 대유행에 대비하여 제40조제1항 및 제2항에 따라 비축하거나 생산한 의료·방역 물품(「약사법」에 따른 의약품으로 한정한다) 공급의 우선순위 등 분배기준, 그 밖에 필요한 사항을 위원회의 심의를 거쳐 정할 수 있다. 〈개정 2020. 8. 11., 2020. 12. 15.〉

[본조신설 2014. 3. 18.]

제40조의3(수출금지 등) ① 보건복지부장관은 제1급감염병의 유행으로 그 예방·방역 및 치료에 필요한 의료·방역 물품 중 보건복지부령으로 정하는 물품의 급격한 가격상승 또는 공급부족으로 국민건강을 현저하게 저해할 우려가 있을 때에는 그 물품의 수출이나 국외반출을 금지할 수 있다. 〈개정 2020. 12. 15.〉

② 보건복지부장관은 제1항에 따른 금지를 하려면 미리 관계 중앙행정기관의 장과 협의하여야 하고, 금지 기간을 미리 정하여 공표하여야 한다.

[본조신설 2020. 3. 4.]

제40조의4(지방자치단체의 감염병 대비 의료·방역 물품의 비축) 시·도지사 또는 시장·군수·구청장은 감염병의 확산 또는 해외 신종감염병의 국내 유입으로 인한 재난상황에 대처하기 위하여 감염병 대비 의료·방역 물품을 비축·관리하고, 재난상황 발생 시 이를 지급하는 등 필요한 조치를 취할 수 있다. 〈개정 2020. 12. 15.〉

[본조신설 2020. 9. 29.]

[제목개정 2020. 12. 15.]

제40조의5(감염병관리통합정보시스템) ① 질병관리청장은 감염병의 예방·관리·치료 업무에 필요한 각종 자료 또는 정보의 효율적 처리와 기록·관리 업무의 전산화를 위하여 감염병환자등, 「의료법」에 따른 의료인, 의약품 및 장비 등을 관리하는 감염병관리통합정보시스템(이하 "감염병정보시스템"이라 한다)을 구축·운영할 수 있다.

② 질병관리청장은 감염병정보시스템을 구축·운영하기 위하여 다음 각 호의 자료를 수집·관리·보유 및 처리할 수 있으며, 관련 기관 및 단체에 필요한 자료의 입력 또는 제출을 요청할 수 있다. 이 경우 자료의 입력 또는 제출을 요청받은 기관 및 단체는 정당한 사유가 없으면 이에 따라야 한다.

1. 감염병환자등의 인적사항(「개인정보 보호법」 제24조에 따른 고유식별정보 등 대통령령으로 정하는 개인정보를 포함한다)

2. 감염병 치료내용, 그 밖에 감염병환자등에 대한 예방·관리·치료 업무에 필요한 자료로서 대통령령으로 정하는 자료

③ 감염병정보시스템은 다음 각 호의 정보시스템과 전자적으로 연계하여 활용할 수 있다. 이 경우 연계를 통하여 수집할 수 있는 자료 또는 정보는 감염병환자등에 대한 예방·관리·치료 업무를 위한 것으로 한정한다.

1. 「주민등록법」 제28조제1항에 따른 주민등록전산정보를 처리하는 정보시스템

2. 「지역보건법」 제5조제1항에 따른 지역보건의료정보시스템

3. 「식품안전기본법」 제24조의2에 따른 통합식품안전정보망

4. 「가축전염병 예방법」 제3조의3에 따른 국가가축방역통합정보시스템

5.「재난 및 안전관리 기본법」 제34조에 따른 재난관리자원공동활용시스템

6. 그 밖에 대통령령으로 정하는 정보시스템

④ 제1항에서 제3항까지의 규정에 따른 정보의 보호 및 관리에 관한 사항은 이 법에서 규정된 것을 제외하고는 「개인정보 보호법」 및 「공공기관의 정보공개에 관한 법률」을 따른다.

⑤ 감염병정보시스템의 구축·운영 및 감염병 관련 정보의 요청 방법 등에 관하여 필요한 사항은 보건복지부령으로 정한다.

[본조신설 2020. 9. 29.]

제40조의6(생물테러감염병 등에 대비한 개발 중인 백신 및 치료제 구매 특례) ① 질병관리청장은 생물테러감염병 및 그 밖의 감염병의 대유행에 대하여 기존의 백신이나 의약품으로 대처하기 어렵다고 판단되는 경우 「국가를 당사자로 하는 계약에 관한 법률」에도 불구하고 위원회의 심의를 거쳐 개발 중인 백신이나 의약품의 구매 및 공급에 필요한 계약을 할 수 있다.

② 공무원이 제1항에 따른 계약 및 계약 이행과 관련된 업무를 적극적으로 처리한 결과에 대하여 그의 행위에 고의나 중대한 과실이 없는 경우에는 「국가공무원법」 등 관계법령에 따른 징계 또는 문책 등 책임을 묻지 아니한다.

③ 제1항에 따른 계약의 대상 및 절차, 그 밖에 필요한 사항은 질병관리청장이 기획재정부장관과 협의하여 정한다.

[본조신설 2021. 3. 9.]

제41조(감염병환자등의 관리) ① 감염병 중 특히 전파 위험이 높은 감염병으로서 제1급감염병 및 질병관리청장이 고시한 감염병에 걸린 감염병환자등은 감염병관리기관, 감염병전문병원 및 감염병관리시설을 갖춘 의료기관(이하 "감염병관리기관등"이라 한다)에서 입원

치료를 받아야 한다. 〈개정 2010. 1. 18., 2018. 3. 27., 2020. 8. 11., 2020. 8. 12.〉

② 질병관리청장, 시·도지사 또는 시장·군수·구청장은 다음 각 호의 어느 하나에 해당하는 사람에게 자가(自家)치료, 제37조제1항제2호에 따라 설치·운영하는 시설에서의 치료(이하 "시설치료"라 한다) 또는 의료기관 입원치료를 하게 할 수 있다. 〈개정 2010. 1. 18., 2020. 8. 11., 2020. 8. 12.〉

1. 제1항에도 불구하고 의사가 자가치료 또는 시설치료가 가능하다고 판단하는 사람
2. 제1항에 따른 입원치료 대상자가 아닌 사람
3. 감염병의심자

③ 보건복지부장관, 질병관리청장, 시·도지사 또는 시장·군수·구청장은 다음 각 호의 어느 하나에 해당하는 경우 제1항 또는 제2항에 따라 치료 중인 사람을 다른 감염병관리기관등이나 감염병관리기관등이 아닌 의료기관으로 전원(轉院)하거나, 자가 또는 제37조제1항제2호에 따라 설치·운영하는 시설로 이송(이하 "전원등"이라 한다)하여 치료받게 할 수 있다. 〈신설 2020. 8. 12., 2020. 9. 29.〉

1. 중증도의 변경이 있는 경우
2. 의사가 입원치료의 필요성이 없다고 판단하는 경우
3. 격리병상이 부족한 경우 등 질병관리청장이 전원등의 조치가 필요하다고 인정하는 경우

④ 감염병환자등은 제3항에 따른 조치를 따라야 하며, 정당한 사유 없이 이를 거부할 경우 치료에 드는 비용은 본인이 부담한다. 〈신설 2020. 8. 12.〉

⑤ 제1항 및 제2항에 따른 입원치료, 자가치료, 시설치료의 방법 및 절차, 제3항에 따른 전원등의 방법 및 절차 등에 관하여 필요한

사항은 대통령령으로 정한다. 〈개정 2020. 8. 12.〉

제41조의2(사업주의 협조의무) ① 사업주는 근로자가 이 법에 따라 입원 또는 격리되는 경우 「근로기준법」 제60조 외에 그 입원 또는 격리기간 동안 유급휴가를 줄 수 있다. 이 경우 사업주가 국가로부터 유급휴가를 위한 비용을 지원 받을 때에는 유급휴가를 주어야 한다.

② 사업주는 제1항에 따른 유급휴가를 이유로 해고나 그 밖의 불리한 처우를 하여서는 아니 되며, 유급휴가 기간에는 그 근로자를 해고하지 못한다. 다만, 사업을 계속할 수 없는 경우에는 그러하지 아니하다.

③ 국가는 제1항에 따른 유급휴가를 위한 비용을 지원할 수 있다.

④ 제3항에 따른 비용의 지원 범위 및 신청·지원 절차 등 필요한 사항은 대통령령으로 정한다.

[본조신설 2015. 12. 29.]

제42조(감염병에 관한 강제처분) ① 질병관리청장, 시·도지사 또는 시장·군수·구청장은 해당 공무원으로 하여금 다음 각 호의 어느 하나에 해당하는 감염병환자등이 있다고 인정되는 주거시설, 선박·항공기·열차 등 운송수단 또는 그 밖의 장소에 들어가 필요한 조사나 진찰을 하게 할 수 있으며, 그 진찰 결과 감염병환자등으로 인정될 때에는 동행하여 치료받게 하거나 입원시킬 수 있다. 〈개정 2010. 1. 18., 2018. 3. 27., 2020. 8. 11.〉

1. 제1급감염병

2. 제2급감염병 중 결핵, 홍역, 콜레라, 장티푸스, 파라티푸스, 세균성이질, 장출혈성대장균감염증, A형간염, 수막구균 감염증, 폴리오, 성홍열 또는 질병관리청장이 정하는 감염병

3. 삭제 〈2018. 3. 27.〉

4. 제3급감염병 중 질병관리청장이 정하는 감염병

5. 세계보건기구 감시대상 감염병

6. 삭제 〈2018. 3. 27.〉

② 질병관리청장, 시·도지사 또는 시장·군수·구청장은 제1급감염병이 발생한 경우 해당 공무원으로 하여금 감염병의심자에게 다음 각 호의 조치를 하게 할 수 있다. 이 경우 해당 공무원은 감염병 증상 유무를 확인하기 위하여 필요한 조사나 진찰을 할 수 있다. 〈신설 2020. 3. 4., 2020. 8. 11., 2020. 9. 29.〉

1. 자가(自家) 또는 시설에 격리

1의2. 제1호에 따른 격리에 필요한 이동수단의 제한

2. 유선·무선 통신, 정보통신기술을 활용한 기기 등을 이용한 감염병의 증상 유무 확인이나 위치정보의 수집. 이 경우 위치정보의 수집은 제1호에 따라 격리된 사람으로 한정한다.

3. 감염 여부 검사

③질병관리청장, 시·도지사 또는 시장·군수·구청장은 제2항에 따른 조사나 진찰 결과 감염병환자등으로 인정된 사람에 대해서는 해당 공무원과 동행하여 치료받게 하거나 입원시킬 수 있다. 〈신설 2020. 3. 4., 2020. 8. 11.〉

④ 질병관리청장, 시·도지사 또는 시장·군수·구청장은 제1항·제2항에 따른 조사·진찰이나 제13조제2항에 따른 검사를 거부하는 사람(이하 이 조에서 "조사거부자"라 한다)에 대해서는 해당 공무원으로 하여금 감염병관리기관에 동행하여 필요한 조사나 진찰을 받게 하여야 한다. 〈개정 2015. 12. 29., 2020. 3. 4., 2020. 8. 11.〉

⑤ 제1항부터 제4항까지에 따라 조사·진찰·격리·치료 또는 입원 조치를 하거나 동행하는 공무원은 그 권한을 증명하는 증표를 지니고 이를 관계인에게 보여주어야 한다. 〈신설 2015. 12. 29.,

2020. 3. 4.〉

⑥ 질병관리청장, 시ㆍ도지사 또는 시장ㆍ군수ㆍ구청장은 제2항부터 제4항까지 및 제7항에 따른 조사ㆍ진찰ㆍ격리ㆍ치료 또는 입원 조치를 위하여 필요한 경우에는 관할 경찰서장에게 협조를 요청할 수 있다. 이 경우 요청을 받은 관할 경찰서장은 정당한 사유가 없으면 이에 따라야 한다. 〈신설 2015. 12. 29., 2020. 3. 4., 2020. 8. 11.〉

⑦ 질병관리청장, 시ㆍ도지사 또는 시장ㆍ군수ㆍ구청장은 조사거부자를 자가 또는 감염병관리시설에 격리할 수 있으며, 제4항에 따른 조사ㆍ진찰 결과 감염병환자등으로 인정될 때에는 감염병관리시설에서 치료받게 하거나 입원시켜야 한다. 〈신설 2015. 12. 29., 2020. 3. 4., 2020. 8. 11.〉

⑧ 질병관리청장, 시ㆍ도지사 또는 시장ㆍ군수ㆍ구청장은 감염병의심자 또는 조사거부자가 감염병환자등이 아닌 것으로 인정되면 제2항 또는 제7항에 따른 격리 조치를 즉시 해제하여야 한다. 〈신설 2015. 12. 29., 2020. 3. 4., 2020. 8. 11.〉

⑨ 질병관리청장, 시ㆍ도지사 또는 시장ㆍ군수ㆍ구청장은 제7항에 따라 조사거부자를 치료ㆍ입원시킨 경우 그 사실을 조사거부자의 보호자에게 통지하여야 한다. 이 경우 통지의 방법ㆍ절차 등에 관하여 필요한 사항은 제43조를 준용한다. 〈신설 2015. 12. 29., 2020. 3. 4., 2020. 8. 11.〉

⑩ 제8항에도 불구하고 정당한 사유 없이 격리 조치가 해제되지 아니하는 경우 감염병의심자 및 조사거부자는 구제청구를 할 수 있으며, 그 절차 및 방법 등에 대해서는 「인신보호법」을 준용한다. 이 경우 "감염병의심자 및 조사거부자"는 "피수용자"로, 격리 조치를 명한 "질병관리청장, 시ㆍ도지사 또는 시장ㆍ군수ㆍ구청장"은 "수용자"

로 본다(다만, 「인신보호법」 제6조제1항제3호는 적용을 제외한다). 〈신설 2015. 12. 29., 2020. 3. 4., 2020. 8. 11.〉

⑪ 제1항부터 제4항까지 및 제7항에 따라 조사·진찰·격리·치료를 하는 기관의 지정 기준, 제2항에 따른 감염병의심자에 대한 격리나 증상여부 확인 방법 등 필요한 사항은 대통령령으로 정한다. 〈신설 2015. 12. 29., 2020. 3. 4.〉

⑫ 제2항제2호에 따라 수집된 위치정보의 저장·보호·이용 및 파기 등에 관한 사항은 「위치정보의 보호 및 이용 등에 관한 법률」을 따른다. 〈신설 2020. 9. 29.〉

제43조(감염병환자등의 입원 통지) ① 질병관리청장, 시·도지사 또는 시장·군수·구청장은 감염병환자등이 제41조에 따른 입원치료가 필요한 경우에는 그 사실을 입원치료 대상자와 그 보호자에게 통지하여야 한다. 〈개정 2010. 1. 18., 2020. 8. 11.〉

② 제1항에 따른 통지의 방법·절차 등에 관하여 필요한 사항은 보건복지부령으로 정한다. 〈개정 2010. 1. 18.〉

제43조의2(격리자에 대한 격리 통지) ① 질병관리청장, 시·도지사 또는 시장·군수·구청장은 제42조제2항·제3항 및 제7항, 제47조제3호 또는 제49조제1항제14호에 따른 입원 또는 격리 조치를 할 때에는 그 사실을 입원 또는 격리 대상자와 그 보호자에게 통지하여야 한다. 〈개정 2020. 8. 11.〉

② 제1항에 따른 통지의 방법·절차 등에 관하여 필요한 사항은 보건복지부령으로 정한다.

[본조신설 2020. 3. 4.]

제44조(수감 중인 환자의 관리) 교도소장은 수감자로서 감염병에 감염된 자에게 감염병의 전파를 차단하기 위한 조치와 적절한 의료를 제공하여야 한다.

제45조(업무 종사의 일시 제한) ① 감염병환자등은 보건복지부령으로 정하는 바에 따라 업무의 성질상 일반인과 접촉하는 일이 많은 직업에 종사할 수 없고, 누구든지 감염병환자등을 그러한 직업에 고용할 수 없다. 〈개정 2010. 1. 18.〉

② 제19조에 따른 성매개감염병에 관한 건강진단을 받아야 할 자가 건강진단을 받지 아니한 때에는 같은 조에 따른 직업에 종사할 수 없으며 해당 영업을 영위하는 자는 건강진단을 받지 아니한 자를 그 영업에 종사하게 하여서는 아니 된다.

제46조(건강진단 및 예방접종 등의 조치) 질병관리청장, 시·도지사 또는 시장·군수·구청장은 보건복지부령으로 정하는 바에 따라 다음 각 호의 어느 하나에 해당하는 사람에게 건강진단을 받거나 감염병 예방에 필요한 예방접종을 받게 하는 등의 조치를 할 수 있다. 〈개정 2010. 1. 18., 2015. 7. 6., 2020. 8. 11.〉

1. 감염병환자등의 가족 또는 그 동거인

2. 감염병 발생지역에 거주하는 사람 또는 그 지역에 출입하는 사람으로서 감염병에 감염되었을 것으로 의심되는 사람

3. 감염병환자등과 접촉하여 감염병에 감염되었을 것으로 의심되는 사람

제47조(감염병 유행에 대한 방역 조치) 질병관리청장, 시·도지사 또는 시장·군수·구청장은 감염병이 유행하면 감염병 전파를 막기 위하여 다음 각 호에 해당하는 모든 조치를 하거나 그에 필요한 일부 조치를 하여야 한다. 〈개정 2015. 7. 6., 2020. 3. 4., 2020. 8. 11.〉

1. 감염병환자등이 있는 장소나 감염병병원체에 오염되었다고 인정되는 장소에 대한 다음 각 목의 조치

가. 일시적 폐쇄

나. 일반 공중의 출입금지

다. 해당 장소 내 이동제한

라. 그 밖에 통행차단을 위하여 필요한 조치

2. 의료기관에 대한 업무 정지

3. 감염병의심자를 적당한 장소에 일정한 기간 입원 또는 격리시키는 것

4. 감염병병원체에 오염되었거나 오염되었다고 의심되는 물건을 사용·접수·이동하거나 버리는 행위 또는 해당 물건의 세척을 금지하거나 태우거나 폐기처분하는 것

5. 감염병병원체에 오염된 장소에 대한 소독이나 그 밖에 필요한 조치를 명하는 것

6. 일정한 장소에서 세탁하는 것을 막거나 오물을 일정한 장소에서 처리하도록 명하는 것

제48조(오염장소 등의 소독 조치) ① 육군·해군·공군 소속 부대의 장, 국방부직할부대의 장 및 제12조제1항 각 호의 어느 하나에 해당하는 사람은 감염병환자등이 발생한 장소나 감염병병원체에 오염되었다고 의심되는 장소에 대하여 의사, 한의사 또는 관계 공무원의 지시에 따라 소독이나 그 밖에 필요한 조치를 하여야 한다.

② 제1항에 따른 소독 등의 조치에 관하여 필요한 사항은 보건복지부령으로 정한다. 〈개정 2010. 1. 18.〉

제8장 예방 조치

제49조(감염병의 예방 조치) ① 질병관리청장, 시·도지사 또는 시장·군수·구청장은 감염병을 예방하기 위하여 다음 각 호에 해당하는 모든 조치를 하거나 그에 필요한 일부 조치를 하여야 하며, 보건복지부장관은 감염병을 예방하기 위하여 제2호, 제2호의2부터 제2

호의4까지, 제12호 및 제12호의2에 해당하는 조치를 할 수 있다. 〈개정 2015. 7. 6., 2015. 12. 29., 2020. 3. 4., 2020. 8. 11., 2020. 8. 12., 2020. 9. 29., 2021. 3. 9.〉

1. 관할 지역에 대한 교통의 전부 또는 일부를 차단하는 것

2. 흥행, 집회, 제례 또는 그 밖의 여러 사람의 집합을 제한하거나 금지하는 것

2의2. 감염병 전파의 위험성이 있는 장소 또는 시설의 관리자·운영자 및 이용자 등에 대하여 출입자 명단 작성, 마스크 착용 등 방역지침의 준수를 명하는 것

2의3. 버스·열차·선박·항공기 등 감염병 전파가 우려되는 운송수단의 이용자에 대하여 마스크 착용 등 방역지침의 준수를 명하는 것

2의4. 감염병 전파가 우려되어 지역 및 기간을 정하여 마스크 착용 등 방역지침 준수를 명하는 것

3. 건강진단, 시체 검안 또는 해부를 실시하는 것

4. 감염병 전파의 위험성이 있는 음식물의 판매·수령을 금지하거나 그 음식물의 폐기나 그 밖에 필요한 처분을 명하는 것

5. 인수공통감염병 예방을 위하여 살처분(殺處分)에 참여한 사람 또는 인수공통감염병에 드러난 사람 등에 대한 예방조치를 명하는 것

6. 감염병 전파의 매개가 되는 물건의 소지·이동을 제한·금지하거나 그 물건에 대하여 폐기, 소각 또는 그 밖에 필요한 처분을 명하는 것

7. 선박·항공기·열차 등 운송 수단, 사업장 또는 그 밖에 여러 사람이 모이는 장소에 의사를 배치하거나 감염병 예방에 필요한 시설의 설치를 명하는 것

8. 공중위생에 관계있는 시설 또는 장소에 대한 소독이나 그 밖에 필요한 조치를 명하거나 상수도·하수도·우물·쓰레기장·화장실의 신설·개조·변경·폐지 또는 사용을 금지하는 것

9. 쥐, 위생해충 또는 그 밖의 감염병 매개동물의 구제(驅除) 또는 구제시설의 설치를 명하는 것

10. 일정한 장소에서의 어로(漁撈)·수영 또는 일정한 우물의 사용을 제한하거나 금지하는 것

11. 감염병 매개의 중간 숙주가 되는 동물류의 포획 또는 생식을 금지하는 것

12. 감염병 유행기간 중 의료인·의료업자 및 그 밖에 필요한 의료관계요원을 동원하는 것

12의2. 감염병 유행기간 중 의료기관 병상, 연수원·숙박시설 등 시설을 동원하는 것

13. 감염병병원체에 오염되었거나 오염되었을 것으로 의심되는 시설 또는 장소에 대한 소독이나 그 밖에 필요한 조치를 명하는 것

14. 감염병의심자를 적당한 장소에 일정한 기간 입원 또는 격리시키는 것

② 시·도지사 또는 시장·군수·구청장은 제1항제8호 및 제10호에 따라 식수를 사용하지 못하게 하려면 그 사용금지기간 동안 별도로 식수를 공급하여야 하며, 제1항제1호·제2호·제6호·제8호·제10호 및 제11호에 따른 조치를 하려면 그 사실을 주민에게 미리 알려야 한다.

③ 시·도지사 또는 시장·군수·구청장은 제1항제2호의2의 조치를 따르지 아니한 관리자·운영자에게 해당 장소나 시설의 폐쇄를 명하거나 3개월 이내의 기간을 정하여 운영의 중단을 명할 수 있다. 다만, 운영중단 명령을 받은 자가 그 운영중단기간 중에 운영을 계

속한 경우에는 해당 장소나 시설의 폐쇄를 명하여야 한다. 〈신설 2020. 9. 29., 2021. 3. 9.〉

④ 제3항에 따라 장소나 시설의 폐쇄 또는 운영 중단 명령을 받은 관리자·운영자는 정당한 사유가 없으면 이에 따라야 한다. 〈신설 2021. 3. 9.〉

⑤ 시·도지사 또는 시장·군수·구청장은 제3항에 따른 폐쇄 명령에도 불구하고 관리자·운영자가 그 운영을 계속하는 경우에는 관계 공무원에게 해당 장소나 시설을 폐쇄하기 위한 다음 각 호의 조치를 하게 할 수 있다. 〈신설 2020. 9. 29., 2021. 3. 9.〉

1. 해당 장소나 시설의 간판이나 그 밖의 표지판의 제거
2. 해당 장소나 시설이 제3항에 따라 폐쇄된 장소나 시설임을 알리는 게시물 등의 부착

⑥ 제3항에 따른 장소나 시설의 폐쇄를 명한 시·도지사 또는 시장·군수·구청장은 위기경보 또는 방역지침의 변경으로 장소 또는 시설 폐쇄의 필요성이 없어진 경우, 「재난 및 안전관리 기본법」 제11조의 지역위원회 심의를 거쳐 폐쇄 중단 여부를 결정할 수 있다. 〈신설 2021. 3. 9.〉

⑦ 제3항에 따른 행정처분의 기준은 그 위반행위의 종류와 위반 정도 등을 고려하여 보건복지부령으로 정한다. 〈신설 2020. 9. 29., 2021. 3. 9.〉

제49조의2(감염취약계층의 보호 조치) ① 보건복지부장관, 시·도지사 또는 시장·군수·구청장은 호흡기와 관련된 감염병으로부터 저소득층과 사회복지시설을 이용하는 어린이, 노인, 장애인 및 기타 보건복지부령으로 정하는 대상(이하 "감염취약계층"이라 한다)을 보호하기 위하여 「재난 및 안전관리 기본법」 제38조제2항에 따른 주의 이상의 위기경보가 발령된 경우 감염취약계층에게 의료·방역 물

품(「약사법」에 따른 의약외품으로 한정한다) 지급 등 필요한 조치를 취할 수 있다. 〈개정 2020. 12. 15.〉

② 제1항에 따른 감염병의 종류, 감염취약계층의 범위 및 지급절차 등에 관하여 필요한 사항은 보건복지부령으로 정한다.

[본조신설 2020. 3. 4.]

제49조의2(감염취약계층의 보호 조치) ① 보건복지부장관, 시·도지사 또는 시장·군수·구청장은 호흡기와 관련된 감염병으로부터 저소득층과 사회복지시설을 이용하는 어린이, 노인, 장애인 및 기타 보건복지부령으로 정하는 대상(이하 "감염취약계층"이라 한다)을 보호하기 위하여 「재난 및 안전관리 기본법」 제38조제2항에 따른 주의 이상의 위기경보가 발령된 경우 감염취약계층에게 의료·방역 물품(「약사법」에 따른 의약외품으로 한정한다) 지급 등 필요한 조치를 취할 수 있다. 〈개정 2020. 12. 15.〉

② 질병관리청장, 시·도지사 또는 시장·군수·구청장은 「재난 및 안전관리 기본법」 제38조제2항에 따른 주의 이상의 위기경보가 발령된 경우 감염취약계층이 이용하는 「사회복지사업법」 제2조제4호의 사회복지시설에 대하여 소독이나 그 밖에 필요한 조치를 명할 수 있다. 〈신설 2021. 3. 9.〉

③ 제1항에 따른 감염병의 종류, 감염취약계층의 범위 및 지급절차 등에 관하여 필요한 사항은 보건복지부령으로 정한다. 〈개정 2021. 3. 9.〉

[본조신설 2020. 3. 4.]

[시행일 : 2021. 9. 10.] 제49조의2

제49조의3(의료인, 환자 및 의료기관 보호를 위한 한시적 비대면 진료) ① 의료업에 종사하는 의료인(「의료법」 제2조에 따른 의료인 중 의사·치과의사·한의사만 해당한다. 이하 이 조에서 같다)은 감염병

과 관련하여 「재난 및 안전관리 기본법」 제38조제2항에 따른 심각 단계 이상의 위기경보가 발령된 때에는 환자, 의료인 및 의료기관 등을 감염의 위험에서 보호하기 위하여 필요하다고 인정하는 경우 「의료법」 제33조제1항에도 불구하고 보건복지부장관이 정하는 범위에서 유선·무선·화상통신, 컴퓨터 등 정보통신기술을 활용하여 의료기관 외부에 있는 환자에게 건강 또는 질병의 지속적 관찰, 진단, 상담 및 처방을 할 수 있다.

② 보건복지부장관은 위원회의 심의를 거쳐 제1항에 따른 한시적 비대면 진료의 지역, 기간 등 범위를 결정한다.

[본조신설 2020. 12. 15.]

제50조(그 밖의 감염병 예방 조치) ①육군·해군·공군 소속 부대의 장,국방부직할부대의 장 및 제12조제1항제2호에 해당하는 사람은 감염병환자등이 발생하였거나 발생할 우려가 있으면 소독이나 그 밖에 필요한 조치를 하여야 하고, 특별자치도지사 또는 시장·군수·구청장과 협의하여 감염병 예방에 필요한 추가 조치를 하여야 한다. 〈개정 2015. 7. 6.〉

② 교육부장관 또는 교육감은 감염병 발생 등을 이유로 「학교보건법」 제2조제2호의 학교에 대하여 「초·중등교육법」 제64조에 따른 휴업 또는 휴교를 명령하거나 「유아교육법」 제31조에 따른 휴업 또는 휴원을 명령할 경우 질병관리청장과 협의하여야 한다. 〈신설 2015. 7. 6., 2020. 8. 11.〉

제51조(소독 의무) ① 특별자치도지사 또는 시장·군수·구청장은 감염병을 예방하기 위하여 청소나 소독을 실시하거나 쥐, 위생해충 등의 구제조치(이하 "소독"이라 한다)를 하여야 한다. 이 경우 소독은 사람의 건강과 자연에 유해한 영향을 최소화하여 안전하게 실시하여야 한다. 〈개정 2010. 1. 18., 2020. 3. 4.〉

② 제1항에 따른 소독의 기준과 방법은 보건복지부령으로 정한다. 〈신설 2020. 3. 4.〉

③ 공동주택, 숙박업소 등 여러 사람이 거주하거나 이용하는 시설 중 대통령령으로 정하는 시설을 관리·운영하는 자는 보건복지부령으로 정하는 바에 따라 감염병 예방에 필요한 소독을 하여야 한다. 〈개정 2010. 1. 18., 2020. 3. 4.〉

④ 제3항에 따라 소독을 하여야 하는 시설의 관리·운영자는 제52조제1항에 따라 소독업의 신고를 한 자에게 소독하게 하여야 한다. 다만, 「공동주택관리법」 제2조제1항제15호에 따른 주택관리업자가 제52조제1항에 따른 소독장비를 갖추었을 때에는 그가 관리하는 공동주택은 직접 소독할 수 있다. 〈개정 2015. 8. 11., 2020. 3. 4.〉

제52조(소독업의 신고 등) ① 소독을 업으로 하려는 자(제51조제4항 단서에 따른 주택관리업자는 제외한다)는 보건복지부령으로 정하는 시설·장비 및 인력을 갖추어 특별자치도지사 또는 시장·군수·구청장에게 신고하여야 한다. 신고한 사항을 변경하려는 경우에도 또한 같다. 〈개정 2010. 1. 18., 2020. 3. 4.〉

② 특별자치도지사 또는 시장·군수·구청장은 제1항에 따른 신고를 받은 경우 그 내용을 검토하여 이 법에 적합하면 신고를 수리하여야 한다. 〈신설 2020. 3. 4.〉

③ 특별자치도지사 또는 시장·군수·구청장은 제1항에 따라 소독업의 신고를 한 자(이하 "소독업자"라 한다)가 다음 각 호의 어느 하나에 해당하면 소독업 신고가 취소된 것으로 본다. 〈개정 2017. 12. 12., 2018. 12. 31., 2020. 3. 4., 2020. 12. 22.〉

1. 「부가가치세법」 제8조제8항에 따라 관할 세무서장에게 폐업신고를 한 경우

2. 「부가가치세법」 제8조제9항에 따라 관할 세무서장이 사업자등록을 말소한 경우

3. 제53조제1항에 따른 휴업이나 폐업 신고를 하지 아니하고 소독업에 필요한 시설 등이 없어진 상태가 6개월 이상 계속된 경우

④ 특별자치도지사 또는 시장·군수·구청장은 제3항에 따른 소독업 신고가 취소된 것으로 보기 위하여 필요한 경우 관할 세무서장에게 소독업자의 폐업여부에 대한 정보 제공을 요청할 수 있다. 이 경우 요청을 받은 관할 세무서장은 「전자정부법」 제36조제1항에 따라 소독업자의 폐업여부에 대한 정보를 제공하여야 한다. 〈신설 2017. 12. 12., 2020. 3. 4.〉

제53조(소독업의 휴업 등의 신고) ① 소독업자가 그 영업을 30일 이상 휴업하거나 폐업하려면 보건복지부령으로 정하는 바에 따라 특별자치도지사 또는 시장·군수·구청장에게 신고하여야 한다. 〈개정 2010. 1. 18., 2020. 3. 4.〉

② 소독업자가 휴업한 후 재개업을 하려면 보건복지부령으로 정하는 바에 따라 특별자치도지사 또는 시장·군수·구청장에게 신고하여야 한다. 이 경우 특별자치도지사 또는 시장·군수·구청장은 그 내용을 검토하여 이 법에 적합하면 신고를 수리하여야 한다. 〈신설 2020. 3. 4.〉

제54조(소독의 실시 등) ① 소독업자는 보건복지부령으로 정하는 기준과 방법에 따라 소독하여야 한다. 〈개정 2010. 1. 18.〉

② 소독업자가 소독하였을 때에는 보건복지부령으로 정하는 바에 따라 그 소독에 관한 사항을 기록·보존하여야 한다. 〈개정 2010. 1. 18.〉

제55조(소독업자 등에 대한 교육) ① 소독업자(법인인 경우에는 그 대표자를 말한다. 이하 이 조에서 같다)는 소독에 관한 교육을 받아

야 한다.

② 소독업자는 소독업무 종사자에게 소독에 관한 교육을 받게 하여야 한다.

③ 제1항 및 제2항에 따른 교육의 내용과 방법, 교육시간, 교육비 부담 등에 관하여 필요한 사항은 보건복지부령으로 정한다. 〈개정 2010. 1. 18.〉

제56조(소독업무의 대행) 특별자치도지사 또는 시장ㆍ군수ㆍ구청장은 제47조제5호, 제48조제1항, 제49조제1항제8호ㆍ제9호ㆍ제13호, 제50조 및 제51조제1항ㆍ제3항에 따라 소독을 실시하여야 할 경우에는 그 소독업무를 소독업자가 대행하게 할 수 있다. 〈개정 2015. 7. 6., 2020. 3. 4.〉

제57조(서류제출 및 검사 등) ① 특별자치도지사 또는 시장ㆍ군수ㆍ구청장은 소속 공무원으로 하여금 소독업자에게 소독의 실시에 관한 관계 서류의 제출을 요구하게 하거나 검사 또는 질문을 하게 할 수 있다.

② 제1항에 따라 서류제출을 요구하거나 검사 또는 질문을 하려는 소속 공무원은 그 권한을 표시하는 증표를 지니고 이를 관계인에게 보여주어야 한다.

제58조(시정명령) 특별자치도지사 또는 시장ㆍ군수ㆍ구청장은 소독업자가 다음 각 호의 어느 하나에 해당하면 1개월 이상의 기간을 정하여 그 위반 사항을 시정하도록 명하여야 한다.

1. 제52조제1항에 따른 시설ㆍ장비 및 인력 기준을 갖추지 못한 경우
2. 제55조제1항에 따른 교육을 받지 아니하거나 소독업무 종사자에게 같은 조 제2항에 따른 교육을 받게 하지 아니한 경우

제59조(영업정지 등) ① 특별자치도지사 또는 시장ㆍ군수ㆍ구청장은

소독업자가 다음 각 호의 어느 하나에 해당하면 영업소의 폐쇄를 명하거나 6개월 이내의 기간을 정하여 영업의 정지를 명할 수 있다. 다만, 제5호에 해당하는 경우에는 영업소의 폐쇄를 명하여야 한다. 〈개정 2020. 3. 4.〉

1. 제52조제1항 후단에 따른 변경 신고를 하지 아니하거나 제53조제1항 및 제2항에 따른 휴업, 폐업 또는 재개업 신고를 하지 아니한 경우

2. 제54조제1항에 따른 소독의 기준과 방법에 따르지 아니하고 소독을 실시하거나 같은 조 제2항을 위반하여 소독실시 사항을 기록·보존하지 아니한 경우

3. 제57조에 따른 관계 서류의 제출 요구에 따르지 아니하거나 소속 공무원의 검사 및 질문을 거부·방해 또는 기피한 경우

4. 제58조에 따른 시정명령에 따르지 아니한 경우

5. 영업정지기간 중에 소독업을 한 경우

② 특별자치도지사·시장·군수·구청장은 제1항에 따른 영업소의 폐쇄명령을 받고도 계속하여 영업을 하거나 제52조제1항에 따른 신고를 하지 아니하고 소독업을 하는 경우에는 관계 공무원에게 해당 영업소를 폐쇄하기 위한 다음 각 호의 조치를 하게 할 수 있다.

1. 해당 영업소의 간판이나 그 밖의 영업표지 등의 제거·삭제

2. 해당 영업소가 적법한 영업소가 아님을 알리는 게시물 등의 부착

③ 제1항에 따른 행정처분의 기준은 그 위반행위의 종류와 위반 정도 등을 고려하여 보건복지부령으로 정한다. 〈개정 2010. 1. 18.〉

제9장 방역관, 역학조사관, 검역위원 및 예방위원 등 〈개정

2015. 7. 6.〉

제60조(방역관) ① 질병관리청장 및 시·도지사는 감염병 예방 및 방역에 관한 업무를 담당하는 방역관을 소속 공무원 중에서 임명한다. 다만, 감염병 예방 및 방역에 관한 업무를 처리하기 위하여 필요한 경우에는 시장·군수·구청장이 방역관을 소속 공무원 중에서 임명할 수 있다. 〈개정 2020. 3. 4., 2020. 8. 11.〉

② 방역관은 제4조제2항제1호부터 제7호까지의 업무를 담당한다. 다만, 질병관리청 소속 방역관은 같은 항 제8호의 업무도 담당한다. 〈개정 2020. 8. 11.〉

③ 방역관은 감염병의 국내 유입 또는 유행이 예견되어 긴급한 대처가 필요한 경우 제4조제2항제1호 및 제2호에 따른 업무를 수행하기 위하여 통행의 제한 및 주민의 대피, 감염병의 매개가 되는 음식물·물건 등의 폐기·소각, 의료인 등 감염병 관리인력에 대한 임무부여 및 방역물자의 배치 등 감염병 발생지역의 현장에 대한 조치권한을 가진다.

④ 감염병 발생지역을 관할하는 「국가경찰과 자치경찰의 조직 및 운영에 관한 법률」 제12조 및 제13조에 따른 경찰관서 및 「소방기본법」 제3조에 따른 소방관서의 장, 「지역보건법」 제10조에 따른 보건소의 장 등 관계 공무원 및 그 지역 내의 법인·단체·개인은 정당한 사유가 없으면 제3항에 따른 방역관의 조치에 협조하여야 한다. 〈개정 2020. 12. 22.〉

⑤ 제1항부터 제4항까지 규정한 사항 외에 방역관의 자격·직무·조치권한의 범위 등에 관하여 필요한 사항은 대통령령으로 정한다.

[전문개정 2015. 7. 6.]

제60조의2(역학조사관) ① 감염병 역학조사에 관한 사무를 처리하기

위하여 질병관리청 소속 공무원으로 100명 이상, 시ㆍ도 소속 공무원으로 각각 2명 이상의 역학조사관을 두어야 한다. 이 경우 시ㆍ도 역학조사관 중 1명 이상은 「의료법」 제2조제1항에 따른 의료인 중 의사로 임명하여야 한다. 〈개정 2018. 3. 27., 2020. 3. 4., 2020. 8. 11.〉

② 시장ㆍ군수ㆍ구청장은 역학조사에 관한 사무를 처리하기 위하여 필요한 경우 소속 공무원으로 역학조사관을 둘 수 있다. 다만, 인구수 등을 고려하여 보건복지부령으로 정하는 기준을 충족하는 시ㆍ군ㆍ구의 장은 소속 공무원으로 1명 이상의 역학조사관을 두어야 한다. 〈신설 2020. 3. 4.〉

③ 역학조사관은 다음 각 호의 어느 하나에 해당하는 사람으로서 제18조의3에 따른 역학조사 교육ㆍ훈련 과정을 이수한 사람 중에서 임명한다. 〈개정 2020. 3. 4.〉

1. 방역, 역학조사 또는 예방접종 업무를 담당하는 공무원
2. 「의료법」 제2조제1항에 따른 의료인
3. 그 밖에 「약사법」 제2조제2호에 따른 약사, 「수의사법」 제2조제1호에 따른 수의사 등 감염병ㆍ역학 관련 분야의 전문가

④ 역학조사관은 감염병의 확산이 예견되는 긴급한 상황으로서 즉시 조치를 취하지 아니하면 감염병이 확산되어 공중위생에 심각한 위해를 가할 것으로 우려되는 경우 일시적으로 제47조제1호 각 목의 조치를 할 수 있다. 〈개정 2020. 3. 4.〉

⑤ 「국가경찰과 자치경찰의 조직 및 운영에 관한 법률」 제12조 및 제13조에 따른 경찰관서 및 「소방기본법」 제3조에 따른 소방관서의 장, 「지역보건법」 제10조에 따른 보건소의 장 등 관계 공무원은 정당한 사유가 없으면 제4항에 따른 역학조사관의 조치에 협조하여야 한다. 〈개정 2020. 3. 4., 2020. 12. 22.〉

⑥ 역학조사관은 제4항에 따른 조치를 한 경우 즉시 질병관리청장, 시ㆍ도지사 또는 시장ㆍ군수ㆍ구청장에게 보고하여야 한다. 〈개정 2020. 3. 4., 2020. 8. 11.〉

⑦ 질병관리청장, 시ㆍ도지사 또는 시장ㆍ군수ㆍ구청장은 제3항에 따라 임명된 역학조사관에게 예산의 범위에서 직무 수행에 필요한 비용 등을 지원할 수 있다. 〈개정 2020. 3. 4., 2020. 8. 11.〉

⑧ 제1항부터 제7항까지 규정한 사항 외에 역학조사관의 자격ㆍ직무ㆍ권한ㆍ비용지원 등에 관하여 필요한 사항은 대통령령으로 정한다. 〈개정 2020. 3. 4.〉

[본조신설 2015. 7. 6.]

제60조의3(한시적 종사명령) ① 질병관리청장 또는 시ㆍ도지사는 감염병의 유입 또는 유행이 우려되거나 이미 발생한 경우 기간을 정하여 「의료법」 제2조제1항의 의료인에게 제36조 및 제37조에 따라 감염병관리기관으로 지정된 의료기관 또는 제8조의2에 따라 설립되거나 지정된 감염병전문병원 또는 감염병연구병원에서 방역업무에 종사하도록 명할 수 있다. 〈개정 2020. 8. 11.〉

② 질병관리청장, 시ㆍ도지사 또는 시장ㆍ군수ㆍ구청장은 감염병이 유입되거나 유행하는 긴급한 경우 제60조의2제3항제2호 또는 제3호에 해당하는 자를 기간을 정하여 방역관으로 임명하여 방역업무를 수행하게 할 수 있다. 〈개정 2020. 3. 4., 2020. 8. 11., 2020. 9. 29.〉

③ 질병관리청장, 시ㆍ도지사 또는 시장ㆍ군수ㆍ구청장은 감염병의 유입 또는 유행으로 역학조사인력이 부족한 경우 제60조의2제3항제2호 또는 제3호에 해당하는 자를 기간을 정하여 역학조사관으로 임명하여 역학조사에 관한 직무를 수행하게 할 수 있다. 〈개정 2020. 3. 4., 2020. 8. 11.〉

④ 제2항 또는 제3항에 따라 질병관리청장, 시·도지사 또는 시장·군수·구청장이 임명한 방역관 또는 역학조사관은 「국가공무원법」 제26조의5에 따른 임기제공무원으로 임용된 것으로 본다. 〈개정 2020. 3. 4., 2020. 8. 11.〉

⑤ 제1항에 따른 종사명령 및 제2항·제3항에 따른 임명의 기간·절차 등 필요한 사항은 대통령령으로 정한다.

[본조신설 2015. 12. 29.]

제61조(검역위원) ① 시·도지사는 감염병을 예방하기 위하여 필요하면 검역위원을 두고 검역에 관한 사무를 담당하게 하며, 특별히 필요하면 운송수단 등을 검역하게 할 수 있다.

② 검역위원은 제1항에 따른 사무나 검역을 수행하기 위하여 운송수단 등에 무상으로 승선하거나 승차할 수 있다.

③ 제1항에 따른 검역위원의 임명 및 직무 등에 관하여 필요한 사항은 보건복지부령으로 정한다. 〈개정 2010. 1. 18.〉

제62조(예방위원) ① 특별자치도지사 또는 시장·군수·구청장은 감염병이 유행하거나 유행할 우려가 있으면 특별자치도 또는 시·군·구(자치구를 말한다. 이하 같다)에 감염병 예방 사무를 담당하는 예방위원을 둘 수 있다.

② 제1항에 따른 예방위원은 무보수로 한다. 다만, 특별자치도 또는 시·군·구의 인구 2만명당 1명의 비율로 유급위원을 둘 수 있다.

③ 제1항에 따른 예방위원의 임명 및 직무 등에 관하여 필요한 사항은 보건복지부령으로 정한다. 〈개정 2010. 1. 18.〉

제63조(한국건강관리협회) ① 제2조제6호에 따른 기생충감염병에 관한 조사·연구 등 예방사업을 수행하기 위하여 한국건강관리협회(이하 "협회"라 한다)를 둔다. 〈개정 2018. 3. 27.〉

② 협회는 법인으로 한다.

③ 협회에 관하여는 이 법에서 정한 사항 외에는 「민법」 중 사단법인에 관한 규정을 준용한다.

제10장 경비

제64조(특별자치도·시·군·구가 부담할 경비) 다음 각 호의 경비는 특별자치도와 시·군·구가 부담한다. 〈개정 2015. 7. 6., 2015. 12. 29., 2020. 8. 12., 2020. 9. 29.〉

1. 제4조제2항제13호에 따른 한센병의 예방 및 진료 업무를 수행하는 법인 또는 단체에 대한 지원 경비의 일부
2. 제24조제1항 및 제25조제1항에 따른 예방접종에 드는 경비
3. 제24조제2항 및 제25조제2항에 따라 의료기관이 예방접종을 하는 데 드는 경비의 전부 또는 일부
4. 제36조에 따라 특별자치도지사 또는 시장·군수·구청장이 지정한 감염병관리기관의 감염병관리시설의 설치·운영에 드는 경비
5. 제37조에 따라 특별자치도지사 또는 시장·군수·구청장이 설치한 격리소·요양소 또는 진료소 및 같은 조에 따라 지정된 감염병관리기관의 감염병관리시설 설치·운영에 드는 경비
6. 제47조제1호 및 제3호에 따른 교통 차단 또는 입원으로 인하여 생업이 어려운 사람에 대한 「국민기초생활 보장법」 제2조제6호에 따른 최저보장수준 지원
7. 제47조, 제48조, 제49조제1항제8호·제9호·제13호 및 제51조제1항에 따라 특별자치도·시·군·구에서 실시하는 소독이나 그 밖의 조치에 드는 경비
8. 제49조제1항제7호 및 제12호에 따라 특별자치도지사 또는 시장·군수·구청장이 의사를 배치하거나 의료인·의료업자·의료관계

요원 등을 동원하는 데 드는 수당 · 치료비 또는 조제료

8의2. 제49조제1항제12호의2에 따라 특별자치도지사 또는 시장 · 군수 · 구청장이 동원한 의료기관 병상, 연수원 · 숙박시설 등 시설의 운영비 등 경비

9. 제49조제2항에 따른 식수 공급에 드는 경비

10. 제62조에 따른 예방위원의 배치에 드는 경비

10의2. 제70조의6제1항에 따라 특별자치도지사 또는 시장 · 군수 · 구청장이 실시하는 심리지원에 드는 경비

10의3. 제70조의6제2항에 따라 특별자치도지사 또는 시장 · 군수 · 구청장이 위탁하여 관계 전문기관이 심리지원을 실시하는 데 드는 경비

11. 그 밖에 이 법에 따라 특별자치도 · 시 · 군 · 구가 실시하는 감염병 예방 사무에 필요한 경비

제65조(시 · 도가 부담할 경비) 다음 각 호의 경비는 시 · 도가 부담한다. 〈개정 2015. 12. 29., 2018. 3. 27., 2020. 8. 12., 2020. 9. 29., 2020. 12. 15.〉

1. 제4조제2항제13호에 따른 한센병의 예방 및 진료 업무를 수행하는 법인 또는 단체에 대한 지원 경비의 일부

2. 제36조에 따라 시 · 도지사가 지정한 감염병관리기관의 감염병관리시설의 설치 · 운영에 드는 경비

3. 제37조에 따른 시 · 도지사가 설치한 격리소 · 요양소 또는 진료소 및 같은 조에 따라 지정된 감염병관리기관의감염병관리시설 설치 · 운영에 드는 경비

3의2. 제39조의3에 따라 시 · 도지사가 지정한 감염병의심자 격리시설의 설치 · 운영에 드는 경비

4. 제41조 및 제42조에 따라 내국인 감염병환자등의 입원치료,

조사, 진찰 등에 드는 경비

5. 제46조에 따른 건강진단, 예방접종 등에 드는 경비

6. 제49조제1항제1호에 따른 교통 차단으로 생업이 어려운 자에 대한 「국민기초생활 보장법」 제2조제6호에 따른 최저보장수준 지원

6의2. 제49조제1항제12호에 따라 시ㆍ도지사가 의료인ㆍ의료업자ㆍ의료관계요원 등을 동원하는 데 드는 수당ㆍ치료비 또는 조제료

6의3. 제49조제1항제12호의2에 따라 시ㆍ도지사가 동원한 의료기관 병상, 연수원ㆍ숙박시설 등 시설의 운영비 등 경비

7. 제49조제2항에 따른 식수 공급에 드는 경비

7의2. 제60조의3제1항 및 제3항에 따라 시ㆍ도지사가 의료인 등을 방역업무에 종사하게 하는 데 드는 수당 등 경비

8. 제61조에 따른 검역위원의 배치에 드는 경비

8의2. 제70조의6제1항에 따라 시ㆍ도지사가 실시하는 심리지원에 드는 경비

8의3. 제70조의6제2항에 따라 시ㆍ도지사가 위탁하여 관계 전문기관이 심리지원을 실시하는 데 드는 경비

9. 그 밖에 이 법에 따라 시ㆍ도가 실시하는 감염병 예방 사무에 필요한 경비

제66조(시ㆍ도가 보조할 경비) 시ㆍ도(특별자치도는 제외한다)는 제64조에 따라 시ㆍ군ㆍ구가 부담할 경비에 관하여 대통령령으로 정하는 바에 따라 보조하여야 한다.

제67조(국고 부담 경비) 다음 각 호의 경비는 국가가 부담한다. 〈개정 2010. 1. 18., 2015. 7. 6., 2015. 12. 29., 2018. 3. 27., 2019. 12. 3., 2020. 3. 4., 2020. 8. 11., 2020. 8. 12., 2020. 9. 29., 2020. 12. 15.〉

1. 제4조제2항제2호에 따른 감염병환자등의 진료 및 보호에 드는

경비

2. 제4조제2항제4호에 따른 감염병 교육 및 홍보를 위한 경비

3. 제4조제2항제8호에 따른 감염병 예방을 위한 전문인력의 양성에 드는 경비

4. 제16조제4항에 따른 표본감시활동에 드는 경비

4의2. 제18조의3에 따른 교육·훈련에 드는 경비

5. 제20조에 따른 해부에 필요한 시체의 운송과 해부 후 처리에 드는 경비

5의2. 제20조의2에 따라 시신의 장사를 치르는 데 드는 경비

6. 제33조에 따른 예방접종약품의 생산 및 연구 등에 드는 경비

6의2. 제33조의2제1항에 따른 필수예방접종약품등의 비축에 드는 경비

6의3. 제36조제1항에 따라 보건복지부장관 또는 질병관리청장이 지정한 감염병관리기관의 감염병관리시설의 설치·운영에 드는 경비

7. 제37조에 따라 보건복지부장관 및 질병관리청장이 설치한 격리소·요양소 또는 진료소 및 같은 조에 따라 지정된 감염병관리기관의감염병관리시설 설치·운영에 드는 경비

7의2. 제39조의3에 따라 질병관리청장이 지정한 감염병의심자 격리시설의 설치·운영에 드는 경비

8. 제40조제1항에 따라 위원회의 심의를 거친 품목의 비축 또는 장기구매를 위한 계약에 드는 경비

9. 삭제 〈2020. 8. 12.〉

9의2. 제49조제1항제12호에 따라 국가가 의료인·의료업자·의료관계요원 등을 동원하는 데 드는 수당·치료비 또는 조제료

9의3. 제49조제1항제12호의2에 따라 국가가 동원한 의료기관 병상, 연수원·숙박시설 등 시설의 운영비 등 경비

9의4. 제60조의3제1항부터 제3항까지에 따라 국가가 의료인 등을 방역업무에 종사하게 하는 데 드는 수당 등 경비

9의5. 제70조의6제1항에 따라 국가가 실시하는 심리지원에 드는 경비

9의6. 제70조의6제2항에 따라 국가가 위탁하여 관계 전문기관이 심리지원을 실시하는 데 드는 경비

10. 제71조에 따른 예방접종 등으로 인한 피해보상을 위한 경비

제68조(국가가 보조할 경비) 국가는 다음 각 호의 경비를 보조하여야 한다.

1. 제4조제2항제13호에 따른 한센병의 예방 및 진료 업무를 수행하는 법인 또는 단체에 대한 지원 경비의 일부

2. 제65조 및 제66조에 따라 시·도가 부담할 경비의 2분의 1 이상

제69조(본인으로부터 징수할 수 있는 경비) 특별자치도지사 또는 시장·군수·구청장은 보건복지부령으로 정하는 바에 따라 제41조 및 제42조에 따른 입원치료비 외에 본인의 지병이나 본인에게 새로 발병한 질환 등으로 입원, 진찰, 검사 및 치료 등에 드는 경비를 본인이나 그 보호자로부터 징수할 수 있다. 〈개정 2010. 1. 18.〉

제69조의2(외국인의 비용 부담) 질병관리청장은 국제관례 또는 상호주의 원칙 등을 고려하여 외국인인 감염병환자등 및 감염병의심자에 대한 다음 각 호의 경비를 본인에게 전부 또는 일부 부담하게 할 수 있다. 다만, 국내에서 감염병에 감염된 것으로 확인된 외국인에 대해서는 그러하지 아니하다.

1. 제41조에 따른 치료비

2. 제42조에 따른 조사·진찰·치료·입원 및 격리에 드는 경비

[본조신설 2020. 8. 12.]

제70조(손실보상) ① 보건복지부장관, 시·도지사 및 시장·군수·구청장은 다음 각 호의 어느 하나에 해당하는 손실을 입은 자에게 제70조의2의 손실보상심의위원회의 심의·의결에 따라 그 손실을 보상하여야 한다. 〈개정 2015. 12. 29., 2018. 3. 27., 2020. 8. 11., 2020. 8. 12., 2020. 12. 15.〉

1. 제36조 및 제37조에 따른 감염병관리기관의 지정 또는 격리소 등의 설치·운영으로 발생한 손실

1의2. 제39조의3에 따른 감염병의심자 격리시설의 설치·운영으로 발생한 손실

2. 이 법에 따른 조치에 따라 감염병환자, 감염병의사환자 등을 진료한 의료기관의 손실

3. 이 법에 따른 의료기관의 폐쇄 또는 업무 정지 등으로 의료기관에 발생한 손실

4. 제47조제1호, 제4호 및 제5호, 제48조제1항, 제49조제1항제4호, 제6호부터 제10호까지, 제12호, 제12호의2 및 제13호에 따른 조치로 인하여 발생한 손실

5. 감염병환자등이 발생·경유하거나 질병관리청장, 시·도지사 또는 시장·군수·구청장이 그 사실을 공개하여 발생한 「국민건강보험법」 제42조에 따른 요양기관의 손실로서 제1호부터 제4호까지의 손실에 준하고, 제70조의2에 따른 손실보상심의위원회가 심의·의결하는 손실

② 제1항에 따른 손실보상금을 받으려는 자는 보건복지부령으로 정하는 바에 따라 손실보상 청구서에 관련 서류를 첨부하여 보건복지부장관, 시·도지사 또는 시장·군수·구청장에게 청구하여야 한다. 〈개정 2015. 12. 29.〉

③ 제1항에 따른 보상액을 산정함에 있어 손실을 입은 자가 이

법 또는 관련 법령에 따른 조치의무를 위반하여 그 손실을 발생시켰거나 확대시킨 경우에는 보상금을 지급하지 아니하거나 보상금을 감액하여 지급할 수 있다. 〈신설 2015. 12. 29.〉

④ 제1항에 따른 보상의 대상·범위와 보상액의 산정, 제3항에 따른 지급 제외 및 감액의 기준 등에 관하여 필요한 사항은 대통령령으로 정한다. 〈신설 2015. 12. 29.〉

제70조의2(손실보상심의위원회) ① 제70조에 따른 손실보상에 관한 사항을 심의·의결하기 위하여 보건복지부 및 시·도에 손실보상심의위원회(이하 "심의위원회"라 한다)를 둔다.

② 위원회는 위원장 2인을 포함한 20인 이내의 위원으로 구성하되, 보건복지부에 설치된 심의위원회의 위원장은 보건복지부차관과 민간위원이 공동으로 되며, 시·도에 설치된 심의위원회의 위원장은 부시장 또는 부지사와 민간위원이 공동으로 된다.

③ 심의위원회 위원은 관련 분야에 대한 학식과 경험이 풍부한 사람과 관계 공무원 중에서 대통령령으로 정하는 바에 따라 보건복지부장관 또는 시·도지사가 임명하거나 위촉한다.

④ 심의위원회는 제1항에 따른 심의·의결을 위하여 필요한 경우 관계자에게 출석 또는 자료의 제출 등을 요구할 수 있다.

⑤ 그 밖의 심의위원회의 구성과 운영 등에 관하여 필요한 사항은 대통령령으로 정한다.

[본조신설 2015. 12. 29.]

제70조의3(의료인 또는 의료기관 개설자 등에 대한 재정적 지원) ① 질병관리청장, 시·도지사 및 시장·군수·구청장은 이 법에 따른 감염병의 발생 감시, 예방·관리 및 역학조사업무에 조력한 의료인, 의료기관 개설자 또는 약사에 대하여 예산의 범위에서 재정적 지원을 할 수 있다. 〈개정 2020. 8. 11., 2020. 12. 15.〉

② 제1항에 따른 지원 내용, 절차, 방법 등 지원에 필요한 사항은 대통령령으로 정한다.

[본조신설 2015. 12. 29.]

[제목개정 2020. 12. 15.]

제70조의4(감염병환자등에 대한 생활지원) ① 질병관리청장, 시·도지사 및 시장·군수·구청장은 이 법에 따라 입원 또는 격리된 사람에 대하여 예산의 범위에서 치료비, 생활지원 및 그 밖의 재정적 지원을 할 수 있다. <개정 2020. 8. 11.>

② 시·도지사 및 시장·군수·구청장은 제1항에 따른 사람 및 제70조의3제1항에 따른 의료인이 입원 또는 격리조치, 감염병의 발생 감시, 예방·관리 및 역학조사업무에 조력 등으로 자녀에 대한 돌봄 공백이 발생한 경우 「아이돌봄 지원법」에 따른 아이돌봄서비스를 제공하는 등 필요한 조치를 하여야 한다.

③ 제1항 및 제2항에 따른 지원·제공을 위하여 필요한 사항은 대통령령으로 정한다.

[본조신설 2015. 12. 29.]

제70조의5(손실보상금의 긴급지원) 보건복지부장관, 시·도지사 및 시장·군수·구청장은 심의위원회의 심의·의결에 따라 제70조제1항 각 호의 어느 하나에 해당하는 손실을 입은 자로서 경제적 어려움으로 자금의 긴급한 지원이 필요한 자에게 제70조제1항에 따른 손실보상금의 일부를 우선 지급할 수 있다.

[본조신설 2020. 9. 29.]

제70조의6(심리지원) ① 보건복지부장관, 시·도지사 또는 시장·군수·구청장은 감염병환자등과 그 가족, 감염병의심자, 감염병 대응 의료인, 그 밖의 현장대응인력에 대하여 「정신건강증진 및 정신질환자 복지서비스 지원에 관한 법률」 제15조의2에 따른 심리지원(이하

"심리지원"이라 한다)을 할 수 있다.

② 보건복지부장관, 시·도지사 또는 시장·군수·구청장은 심리지원을 「정신건강증진 및 정신질환자 복지서비스 지원에 관한 법률」 제15조의2에 따른 국가트라우마센터 또는 대통령령으로 정하는 관계 전문기관에 위임 또는 위탁할 수 있다.

③ 제1항에 따른 현장대응인력의 범위와 제1항 및 제2항에 따른 심리지원에 관하여 필요한 사항은 대통령령으로 정한다.

[본조신설 2020. 9. 29.]

제71조(예방접종 등에 따른 피해의 국가보상) ① 국가는 제24조 및 제25조에 따라 예방접종을 받은 사람 또는 제40조제2항에 따라 생산된 예방·치료 의약품을 투여받은 사람이 그 예방접종 또는 예방·치료 의약품으로 인하여 질병에 걸리거나 장애인이 되거나 사망하였을 때에는 대통령령으로 정하는 기준과 절차에 따라 다음 각 호의 구분에 따른 보상을 하여야 한다.

1. 질병으로 진료를 받은 사람: 진료비 전액 및 정액 간병비

2. 장애인이 된 사람: 일시보상금

3. 사망한 사람: 대통령령으로 정하는 유족에 대한 일시보상금 및 장제비

② 제1항에 따라 보상받을 수 있는 질병, 장애 또는 사망은 예방접종약품의 이상이나 예방접종 행위자 및 예방·치료 의약품 투여자 등의 과실 유무에 관계없이 해당 예방접종 또는 예방·치료 의약품을 투여받은 것으로 인하여 발생한 피해로서 질병관리청장이 인정하는 경우로 한다. 〈개정 2010. 1. 18., 2020. 8. 11.〉

③ 질병관리청장은 제1항에 따른 보상청구가 있은 날부터 120일 이내에 제2항에 따른 질병, 장애 또는 사망에 해당하는지를 결정하여야 한다. 이 경우 미리 위원회의 의견을 들어야 한다. 〈개정

2010. 1. 18., 2020. 8. 11.〉

④ 제1항에 따른 보상의 청구, 제3항에 따른 결정의 방법과 절차 등에 관하여 필요한 사항은 대통령령으로 정한다.

제72조(손해배상청구권과의 관계 등) ① 국가는 예방접종약품의 이상이나 예방접종 행위자, 예방·치료 의약품의 투여자 등 제3자의 고의 또는 과실로 인하여 제71조에 따른 피해보상을 하였을 때에는 보상액의 범위에서 보상을 받은 사람이 제3자에 대하여 가지는 손해배상청구권을 대위한다.

② 예방접종을 받은 자, 예방·치료 의약품을 투여받은 자 또는 제71조제1항제3호에 따른 유족이 제3자로부터 손해배상을 받았을 때에는 국가는 그 배상액의 범위에서 제71조에 따른 보상금을 지급하지 아니하며, 보상금을 잘못 지급하였을 때에는 해당 금액을 국세 징수의 예에 따라 징수할 수 있다.

제72조의2(손해배상청구권) 보건복지부장관, 질병관리청장, 시·도지사 및 시장·군수·구청장은 이 법을 위반하여 감염병을 확산시키거나 확산 위험성을 증대시킨 자에 대하여 입원치료비, 격리비, 진단검사비, 손실보상금 등 이 법에 따른 예방 및 관리 등을 위하여 지출된 비용에 대해 손해배상을 청구할 권리를 갖는다.

[본조신설 2021. 3. 9.]

제73조(국가보상을 받을 권리의 양도 등 금지) 제70조 및 제71조에 따라 보상받을 권리는 양도하거나 압류할 수 없다.

제11장 보칙

제74조(비밀누설의 금지) 이 법에 따라 건강진단, 입원치료, 진단 등 감염병 관련 업무에 종사하는 자 또는 종사하였던 자는 그 업무상 알게 된 비밀을 다른 사람에게 누설하거나 업무목적 외의 용도

로 사용하여서는 아니 된다. 〈개정 2020. 9. 29.〉

제74조의2(자료의 제공 요청 및 검사) ① 질병관리청장, 시·도지사 또는 시장·군수·구청장은 감염병관리기관의 장 등에게 감염병관리시설, 제37조에 따른 격리소·요양소 또는 진료소, 제39조의3에 따른 감염병의심자 격리시설의 설치 및 운영에 관한 자료의 제공을 요청할 수 있으며, 소속 공무원으로 하여금 해당 시설에 출입하여 관계 서류나 시설·장비 등을 검사하게 하거나 관계인에게 질문을 하게 할 수 있다. 〈개정 2018. 3. 27., 2020. 8. 11., 2020. 12. 15.〉

② 제1항에 따라 출입·검사를 행하는 공무원은 그 권한을 표시하는 증표를 지니고 이를 관계인에게 제시하여야 한다.

[본조신설 2015. 7. 6.]

제75조(청문) 시·도지사 또는 시장·군수·구청장은 다음 각 호의 어느 하나에 해당하는 처분을 하려면 청문을 실시하여야 한다.

1. 제49조제3항에 따른 장소나 시설의 폐쇄 명령
2. 제59조제1항에 따른 영업소의 폐쇄 명령

[전문개정 2021. 3. 9.]

제76조(위임 및 위탁) ① 이 법에 따른 보건복지부장관의 권한 또는 업무는 대통령령으로 정하는 바에 따라 그 일부를 질병관리청장 또는 시·도지사에게 위임하거나 관련 기관 또는 관련 단체에 위탁할 수 있다.

② 이 법에 따른 질병관리청장의 권한 또는 업무는 대통령령으로 정하는 바에 따라 그 일부를 시·도지사에게 위임하거나 관련 기관 또는 관련 단체에 위탁할 수 있다.

[전문개정 2020. 8. 11.]

제76조의2(정보 제공 요청 및 정보 확인 등) ① 질병관리청장 또는

시·도지사는 감염병 예방 및 감염 전파의 차단을 위하여 필요한 경우 관계 중앙행정기관(그 소속기관 및 책임운영기관을 포함한다)의 장, 지방자치단체의 장(「지방교육자치에 관한 법률」 제18조에 따른 교육감을 포함한다), 「공공기관의 운영에 관한 법률」 제4조에 따른 공공기관, 의료기관 및 약국, 법인·단체·개인에 대하여 감염병환자등 및 감염병의심자에 관한 다음 각 호의 정보 제공을 요청할 수 있으며, 요청을 받은 자는 이에 따라야 한다. 〈개정 2016. 12. 2., 2020. 3. 4., 2020. 8. 11., 2020. 9. 29.〉

1. 성명, 「주민등록법」 제7조의2제1항에 따른 주민등록번호, 주소 및 전화번호(휴대전화번호를 포함한다) 등 인적사항

2. 「의료법」 제17조에 따른 처방전 및 같은 법 제22조에 따른 진료기록부등

3. 질병관리청장이 정하는 기간의 출입국관리기록

4. 그 밖에 이동경로를 파악하기 위하여 대통령령으로 정하는 정보

② 질병관리청장, 시·도지사 또는 시장·군수·구청장은 감염병 예방 및 감염 전파의 차단을 위하여 필요한 경우 감염병환자등 및 감염병의심자의 위치정보를 「국가경찰과 자치경찰의 조직 및 운영에 관한 법률」에 따른 경찰청, 시·도경찰청 및 경찰서(이하 이 조에서 "경찰관서"라 한다)의 장에게 요청할 수 있다. 이 경우 질병관리청장, 시·도지사 또는 시장·군수·구청장의 요청을 받은 경찰관서의 장은 「위치정보의 보호 및 이용 등에 관한 법률」 제15조 및 「통신비밀보호법」 제3조에도 불구하고 「위치정보의 보호 및 이용 등에 관한 법률」 제5조제7항에 따른 개인위치정보사업자, 「전기통신사업법」 제2조제8호에 따른 전기통신사업자에게 감염병환자등 및 감염병의심자의 위치정보를 요청할 수 있고, 요청을 받은 위치정보사업

자와 전기통신사업자는 정당한 사유가 없으면 이에 따라야 한다. 〈개정 2015. 12. 29., 2018. 4. 17., 2020. 3. 4., 2020. 8. 11., 2020. 12. 22.〉

③ 질병관리청장은 제1항 및 제2항에 따라 수집한 정보를 관련 중앙행정기관의 장, 지방자치단체의 장, 국민건강보험공단 이사장, 건강보험심사평가원 원장, 「보건의료기본법」 제3조제4호의 보건의료기관(이하 "보건의료기관"이라 한다) 및 그 밖의 단체 등에게 제공할 수 있다. 이 경우 보건의료기관 등에 제공하는 정보는 감염병 예방 및 감염 전파의 차단을 위하여 해당 기관의 업무에 관련된 정보로 한정한다. 〈개정 2020. 3. 4., 2020. 8. 11.〉

④ 질병관리청장은 감염병 예방 및 감염 전파의 차단을 위하여 필요한 경우 제3항 전단에도 불구하고 다음 각 호의 정보시스템을 활용하여 보건의료기관에 제1항제3호에 따른 정보 및 같은 항 제4호에 따른 이동경로 정보를 제공하여야 한다. 이 경우 보건의료기관에 제공하는 정보는 해당 기관의 업무에 관련된 정보로 한정한다. 〈신설 2020. 3. 4., 2020. 8. 11.〉

1. 국민건강보험공단의 정보시스템
2. 건강보험심사평가원의 정보시스템
3. 감염병의 국내 유입 및 확산 방지를 위하여 질병관리청장이 필요하다고 인정하여 지정하는 기관의 정보시스템

⑤ 의료인, 약사 및 보건의료기관의 장은 의료행위를 하거나 의약품을 처방·조제하는 경우 제4항 각 호의 어느 하나에 해당하는 정보시스템을 통하여 같은 항에 따라 제공된 정보를 확인하여야 한다. 〈신설 2020. 3. 4.〉

⑥ 제3항 및 제4항에 따라 정보를 제공받은 자는 이 법에 따른 감염병 관련 업무 이외의 목적으로 정보를 사용할 수 없으며, 업무

종료 시 지체 없이 파기하고 질병관리청장에게 통보하여야 한다. 〈개정 2020. 3. 4., 2020. 8. 11.〉

⑦ 질병관리청장, 시·도지사 또는 시장·군수·구청장은 제1항 및 제2항에 따라 수집된 정보의 주체에게 다음 각 호의 사실을 통지하여야 한다. 〈개정 2020. 3. 4., 2020. 8. 11.〉

1. 감염병 예방 및 감염 전파의 차단을 위하여 필요한 정보가 수집되었다는 사실

2. 제1호의 정보가 다른 기관에 제공되었을 경우 그 사실

3. 제2호의 경우에도 이 법에 따른 감염병 관련 업무 이외의 목적으로 정보를 사용할 수 없으며, 업무 종료 시 지체 없이 파기된다는 사실

⑧ 제3항 및 제4항에 따라 정보를 제공받은 자가 이 법의 규정을 위반하여 해당 정보를 처리한 경우에는 「개인정보 보호법」에 따른다. 〈개정 2020. 3. 4.〉

⑨ 제3항에 따른 정보 제공의 대상·범위 및 제7항에 따른 통지의 방법 등에 관하여 필요한 사항은 보건복지부령으로 정한다. 〈개정 2020. 3. 4.〉

[본조신설 2015. 7. 6.]

[제목개정 2020. 3. 4.]

제76조의3(준용규정) 제42조제6항은 제41조제1항, 제47조제3호, 제49조제1항제14호에 따른 입원 또는 격리에 관하여도 준용한다. 〈개정 2020. 8. 12.〉

[본조신설 2020. 3. 4.]

제76조의4(벌칙 적용에서 공무원 의제) 심의위원회 위원 중 공무원이 아닌 사람은 「형법」 제127조 및 제129조부터 제132조까지의 규정을 적용할 때에는 공무원으로 본다.

[본조신설 2020. 3. 4.]

제12장 벌칙

제77조(벌칙) 다음 각 호의 어느 하나에 해당하는 자는 5년 이하의 징역 또는 5천만원 이하의 벌금에 처한다. 〈개정 2020. 12. 15.〉

1. 제22조제1항 또는 제2항을 위반하여 고위험병원체의 반입 허가를 받지 아니하고 반입한 자
2. 제23조의3제1항을 위반하여 보유허가를 받지 아니하고 생물테러감염병병원체를 보유한 자
3. 제40조의3제1항을 위반하여 의료·방역 물품을 수출하거나 국외로 반출한 자

[전문개정 2020. 3. 4.]

제78조(벌칙) 다음 각 호의 어느 하나에 해당하는 자는 3년 이하의 징역 또는 3천만원 이하의 벌금에 처한다. 〈개정 2017. 12. 12., 2019. 12. 3., 2020. 9. 29.〉

1. 제23조제2항에 따른 허가를 받지 아니하거나 같은 조 제3항 본문에 따른 변경허가를 받지 아니하고 고위험병원체 취급시설을 설치·운영한 자
2. 제23조의3제3항에 따른 변경허가를 받지 아니한 자
3. 제74조를 위반하여 업무상 알게 된 비밀을 누설하거나 업무목적 외의 용도로 사용한 자

제79조(벌칙) 다음 각 호의 어느 하나에 해당하는 자는 2년 이하의 징역 또는 2천만원 이하의 벌금에 처한다. 〈개정 2015. 7. 6., 2017. 12. 12., 2019. 12. 3., 2020. 3. 4., 2021. 3. 9.〉

1. 제18조제3항을 위반한 자
2. 제21조제1항부터 제3항까지 또는 제22조제3항에 따른 신고를

하지 아니하거나 거짓으로 신고한 자

2의2. 제21조제5항에 따른 현장조사를 정당한 사유 없이 거부·방해 또는 기피한 자

2의3. 제23조제2항에 따른 신고를 하지 아니하고 고위험병원체 취급시설을 설치·운영한 자

3. 제23조제8항에 따른 안전관리 점검을 거부·방해 또는 기피한 자

3의2. 제23조의2에 따른 고위험병원체 취급시설의 폐쇄명령 또는 운영정지명령을 위반한 자

3의3. 제49조제4항을 위반하여 정당한 사유 없이 폐쇄 명령에 따르지 아니한 자

4. 제60조제4항을 위반한 자(다만, 공무원은 제외한다)

5. 제76조의2제6항을 위반한 자

제79조의2(벌칙) 다음 각 호의 어느 하나에 해당하는 자는 1년 이하의 징역 또는 2천만원 이하의 벌금에 처한다. 〈개정 2019. 12. 3., 2020. 9. 29.〉

1. 제23조의4제1항을 위반하여 고위험병원체를 취급한 자

2. 제23조의4제2항을 위반하여 고위험병원체를 취급하게 한 자

3. 제76조의2제1항을 위반하여 질병관리청장 또는 시·도지사의 요청을 거부하거나 거짓자료를 제공한 의료기관 및 약국, 법인·단체·개인

4. 제76조의2제2항 후단을 위반하여 경찰관서의 장의 요청을 거부하거나 거짓자료를 제공한 자

[본조신설 2015. 12. 29.]

제79조의3(벌칙) 다음 각 호의 어느 하나에 해당하는 자는 1년 이하의 징역 또는 1천만원 이하의 벌금에 처한다. 〈개정 2020. 8.

12.〉

1. 제41조제1항을 위반하여 입원치료를 받지 아니한 자

2. 삭제 〈2020. 8. 12.〉

3. 제41조제2항을 위반하여 자가치료 또는 시설치료 및 의료기관 입원치료를 거부한 자

4. 제42조제1항ㆍ제2항제1호ㆍ제3항 또는 제7항에 따른 입원 또는 격리 조치를 거부한 자

5. 제47조제3호 또는 제49조제1항제14호에 따른 입원 또는 격리 조치를 위반한 자

[본조신설 2020. 3. 4.]

[종전 제79조의3은 제79조의4로 이동 〈2020. 3. 4.〉]

제79조의4(벌칙) 다음 각 호의 어느 하나에 해당하는 자는 500만원 이하의 벌금에 처한다.

1. 제1급감염병 및 제2급감염병에 대하여 제11조에 따른 보고 또는 신고 의무를 위반하거나 거짓으로 보고 또는 신고한 의사, 치과의사, 한의사, 군의관, 의료기관의 장 또는 감염병병원체 확인기관의 장

2. 제1급감염병 및 제2급감염병에 대하여 제11조에 따른 의사, 치과의사, 한의사, 군의관, 의료기관의 장 또는 감염병병원체 확인기관의 장의 보고 또는 신고를 방해한 자

[본조신설 2018. 3. 27.]

[제79조의3에서 이동 〈2020. 3. 4.〉]

제80조(벌칙) 다음 각 호의 어느 하나에 해당하는 자는 300만원 이하의 벌금에 처한다. 〈개정 2018. 3. 27., 2020. 3. 4., 2020. 8. 12.〉

1. 제3급감염병 및 제4급감염병에 대하여 제11조에 따른 보고 또

는 신고 의무를 위반하거나 거짓으로 보고 또는 신고한 의사, 치과의사, 한의사, 군의관, 의료기관의 장, 감염병병원체 확인기관의 장 또는 감염병 표본감시기관

2. 제3급감염병 및 제4급감염병에 대하여 제11조에 따른 의사, 치과의사, 한의사, 군의관, 의료기관의 장, 감염병병원체 확인기관의 장 또는 감염병 표본감시기관의 보고 또는 신고를 방해한 자

2의2. 제13조제2항에 따른 감염병병원체 검사를 거부한 자

3. 제37조제4항을 위반하여 감염병관리시설을 설치하지 아니한 자

4. 삭제 〈2020. 3. 4.〉

5. 제42조에 따른 강제처분에 따르지 아니한 자(제42조제1항ㆍ제2항제1호ㆍ제3항 및 제7항에 따른 입원 또는 격리 조치를 거부한 자는 제외한다)

6. 제45조를 위반하여 일반인과 접촉하는 일이 많은 직업에 종사한 자 또는 감염병환자등을 그러한 직업에 고용한 자

7. 제47조(같은 조 제3호는 제외한다) 또는 제49조제1항(같은 항 제2호의2부터 제2호의4까지 및 제3호 중 건강진단에 관한 사항과 같은 항 제14호는 제외한다)에 따른 조치에 위반한 자

8. 제52조제1항에 따른 소독업 신고를 하지 아니하거나 거짓이나 그 밖의 부정한 방법으로 신고하고 소독업을 영위한 자

9. 제54조제1항에 따른 기준과 방법에 따라 소독하지 아니한 자

제81조(벌칙) 다음 각 호의 어느 하나에 해당하는 자는 200만원 이하의 벌금에 처한다. 〈개정 2015. 7. 6., 2019. 12. 3., 2021. 3. 9.〉

1. 삭제 〈2018. 3. 27.〉

2. 삭제 〈2018. 3. 27.〉

3. 제12조제1항에 따른 신고를 게을리한 자

4. 세대주, 관리인 등으로 하여금 제12조제1항에 따른 신고를 하지 아니하도록 한 자

5. 삭제 〈2015. 7. 6.〉

6. 제20조에 따른 해부명령을 거부한 자

7. 제27조에 따른 예방접종증명서를 거짓으로 발급한 자

8. 제29조를 위반하여 역학조사를 거부·방해 또는 기피한 자

8의2. 제32조제2항을 위반하여 거짓이나 그 밖의 부정한 방법으로 예방접종을 받은 사람

9. 제45조제2항을 위반하여 성매개감염병에 관한 건강진단을 받지 아니한 자를 영업에 종사하게 한 자

10. 제46조 또는 제49조제1항제3호에 따른 건강진단을 거부하거나 기피한 자

11. 정당한 사유 없이 제74조의2제1항에 따른 자료 제공 요청에 따르지 아니하거나 거짓 자료를 제공한 자, 검사나 질문을 거부·방해 또는 기피한 자

제81조의2(형의 가중처벌) ① 단체나 다중(多衆)의 위력(威力)을 통하여 조직적·계획적으로 제79조제1호의 죄를 범한 경우 그 죄에서 정한 형의 2분의 1까지 가중한다.

② 제79조의3 각 호의 죄를 범하여 고의 또는 중과실로 타인에게 감염병을 전파시킨 경우 그 죄에서 정한 형의 2분의 1까지 가중한다.

[본조신설 2021. 3. 9.]

제82조(양벌규정) 법인의 대표자나 법인 또는 개인의 대리인, 사용인, 그 밖의 종업원이 그 법인 또는 개인의 업무에 관하여 제77조부터 제81조까지의 어느 하나에 해당하는 위반행위를 하면 그 행위

자를 벌하는 외에 그 법인 또는 개인에게도 해당 조문의 벌금형을 과(科)한다. 다만, 법인 또는 개인이 그 위반행위를 방지하기 위하여 해당 업무에 관하여 상당한 주의와 감독을 게을리하지 아니한 경우에는 그러하지 아니하다.

제83조(과태료) ① 다음 각 호의 어느 하나에 해당하는 자에게는 1천만원 이하의 과태료를 부과한다. 〈신설 2015. 7. 6., 2017. 12. 12., 2019. 12. 3.〉

1. 제23조제3항 단서 또는 같은 조 제4항에 따른 변경신고를 하지 아니한 자
2. 제23조제5항에 따른 신고를 하지 아니한 자
3. 제23조의3제3항 단서에 따른 변경신고를 하지 아니한 자
4. 제35조의2를 위반하여 거짓 진술, 거짓 자료를 제출하거나 고의적으로 사실을 누락·은폐한 자

② 제49조제1항제2호의2의 조치를 따르지 아니한 관리자·운영자에게는 300만원 이하의 과태료를 부과한다. 〈신설 2020. 8. 12.〉

③ 다음 각 호의 어느 하나에 해당하는 자에게는 100만원 이하의 과태료를 부과한다. 〈개정 2015. 7. 6., 2019. 12. 3., 2020. 3. 4., 2020. 8. 12.〉

1. 제28조제2항에 따른 보고를 하지 아니하거나 거짓으로 보고한 자
2. 제33조의3에 따른 보고를 하지 아니하거나 거짓으로 보고한 자

2의2. 제41조제3항에 따른 전원등의 조치를 거부한 자

3. 제51조제3항에 따른 소독을 하지 아니한 자
4. 제53조제1항 및 제2항에 따른 휴업·폐업 또는 재개업 신고를 하지 아니한 자

5. 제54조제2항에 따른 소독에 관한 사항을 기록·보존하지 아니하거나 거짓으로 기록한 자

④ 다음 각 호의 어느 하나에 해당하는 자에게는 10만원 이하의 과태료를 부과한다. 〈신설 2020. 8. 12.〉

1. 제49조제1항제2호의2 또는 제2호의3의 조치를 따르지 아니한 이용자

2. 제49조제1항제2호의4의 조치를 따르지 아니한 자

⑤ 제1항부터 제4항까지에 따른 과태료는 대통령령으로 정하는 바에 따라 질병관리청장, 관할 시·도지사 또는 시장·군수·구청장이 부과·징수한다. 〈개정 2015. 7. 6., 2020. 8. 11., 2020. 8. 12.〉

부칙 〈제9847호, 2009. 12. 29.〉

제1조(시행일) 이 법은 공포 후 1년이 경과한 날부터 시행한다.

제2조(다른 법률의 폐지) 기생충질환예방법은 폐지한다.

제3조(의사 등의 신고 등에 관한 적용례) 제11조의 개정규정은 이 법 시행 후 최초로 제11조제1항·제3항 또는 제4항의 개정규정에서 각각 정하고 있는 사실이 발생한 경우부터 적용한다.

제4조(고위험병원체의 분리 및 이동 신고에 관한 적용례) 제21조의 개정규정은 이 법 시행 후 최초로 고위험병원체를 분리하거나 이미 분리된 고위험병원체를 이동하려는 경우부터 적용한다.

제5조(고위험병원체의 반입 허가 등에 관한 적용례) 제22조의 개정규정은 이 법 시행 후 최초로 고위험병원체를 국내로 반입하려는 경우부터 적용한다.

제6조(국가 및 지방자치단체 등이 부담 또는 보조할 경비에 관한 적용례) 제64조부터 제68조까지의 개정규정은 국가 및 지방자치단체

가 부담하거나 보조하여야 하는 2011년도 비용분부터 적용한다.

제7조(처분 등에 관한 일반적 경과조치) 이 법 시행 당시 종전의 「기생충질환예방법」 및 종전의 「전염병예방법」에 따라 행한 행정처분이나 그 밖의 행정기관의 행위와 행정기관에 대한 행위는 그에 해당하는 이 법에 따른 행정기관의 행위 또는 행정기관에 대한 행위로 본다.

제8조(전염병 등에 관한 경과조치) 이 법 시행 당시 종전의 「전염병예방법」에 따른 전염병은 이 법에 따른 감염병으로 본다.

제9조(기생충질환 검사 등에 따른 손실보상에 관한 경과조치) 이 법 시행 전에 종전의 「기생충질환예방법」 제4조제1항에 따른 물건의 수거로 발생한 손실에 대한 보상은 종전의 「기생충질환예방법」에 따른다.

제10조(표본감시의료기관에 관한 경과조치) 이 법 시행 당시 종전의 「전염병예방법」에 따라 지정된 표본감시의료기관은 제16조의 개정규정에 따라 지정된 표본감시기관으로 본다.

제11조(예방접종증명서에 관한 경과조치) 이 법 시행 당시 종전의 「전염병예방법」에 따른 예방접종증명서는 제27조의 개정규정에 따른 예방접종증명서로 본다.

제12조(예방접종피해조사반에 관한 경과조치) 이 법 시행 당시 종전의 「전염병예방법」에 따른 예방접종피해조사반은 제30조의 개정규정에 따른 예방접종피해조사반으로 본다.

제13조(전염병예방시설의 지정에 관한 경과조치) 이 법 시행 당시 종전의 「전염병예방법」에 따라 시ㆍ도지사 또는 시장ㆍ군수ㆍ구청장이 설치하거나 보건복지가족부장관이 지정한 전염병예방시설은 제36조의 개정규정에 따라 감염병관리기관으로 지정된 것으로 본다.

제14조(소독업의 신고 등에 관한 경과조치) ① 이 법 시행 당시 종

전의 「전염병예방법」에 따른 소독업 신고는 제52조제1항의 개정규정에 따른 소독업 신고로 본다.

② 이 법 시행 당시 종전의 「전염병예방법」에 따른 소독업의 휴업·폐업 또는 재개업 신고는 제53조의 개정규정에 따른 소독업의 휴업·폐업 또는 재개업 신고로 본다.

제15조(소독업자 등에 대한 교육에 관한 경과조치) 이 법 시행 당시 종전의 「전염병예방법」에 따라 소독업자와 소독업무 종사자가 받은 교육은 제55조의 개정규정에 따라 교육을 받은 것으로 본다.

제16조(소독업무의 대행에 관한 경과조치) 이 법 시행 당시 종전의 「전염병예방법」에 따라 소독업무를 대행하고 있는 소독업자는 제56조의 개정규정에 따라 소독업무를 대행하는 것으로 본다.

제17조(방역관 등에 관한 경과조치) 이 법 시행 당시 종전의 「전염병예방법」에 따른 방역관, 검역위원 또는 예방위원은 제60조부터 제62조까지의 개정규정에 따른 방역관, 검역위원 또는 예방위원으로 본다.

제18조(기생충질환예방협회에 관한 경과조치) ① 이 법 시행 당시 종전의 「기생충질환예방법」에 따라 설치된 기생충질환예방협회는 제63조의 개정규정에 따른 한국건강관리협회로 본다.

② 이 법 시행 당시 등기부나 그 밖의 공부상에 표시된 기생충질환예방협회의 명의는 제63조의 개정규정에 따른 한국건강관리협회의 명의로 본다.

제19조(예방접종 등으로 인한 피해에 대한 국가보상에 관한 경과조치) 이 법 시행 당시 종전의 「전염병예방법」에 따라 예방접종 등으로 발생한 피해에 대한 보상신청을 한 사람은 제71조의 개정규정에 따라 보상청구를 한 것으로 본다.

제20조(벌칙에 관한 경과조치) 이 법 시행 전의 행위에 대하여 벌칙

을 적용할 때에는 종전의 「기생충질환예방법」 및 종전의 「전염병예방법」에 따른다.

제21조(다른 법률의 개정) ① 공공보건의료에관한법률 일부를 다음과 같이 개정한다.

제5조제3호 중 “전염병”을 “감염병”으로 한다.

② 공중위생관리법 일부를 다음과 같이 개정한다.

제4조제7항 중 “전염병환자”를 “감염병환자”로 한다.

제6조제2항제3호 중 “전염병환자”를 “감염병환자”로 한다.

③ 법률 제9819호 군행형법 전부개정법률 일부를 다음과 같이 개정한다.

제16조의 제목 "(전염병 환자의 ~~수용~~)“을 ”(감염병환자의 ~~수용~~)“으로 하고, 같은 조 제1항 중 ”전염병(「전염병예방법」 제2조제1항에 따른 전염병을 말한다. 이하 같다)“를 ”감염병(「감염병의 예방 및 관리에 관한 법률」 제2조제1호에 따른 감염병을 말한다. 이하 같다)“로 하며, 같은 조 제2항 중 ”「전염병예방법」“을 ”「감염병의 예방 및 관리에 관한 법률」"로 한다.

제36조의 제목 및 같은 조 제1항 중 “전염병”을 각각 “감염병”으로 한다.

제113조제2항 단서 중 “전염병”을 “감염병”으로 한다.

④ 농어촌 등 보건의료를 위한 특별조치법 일부를 다음과 같이 개정한다.

제6조의2제1항 본문 및 제8조제2항제3호 중 “전염병”을 각각 “감염병”으로 한다.

⑤ 보건의료기본법 일부를 다음과 같이 개정한다.

제40조의 제목 중 “전염병”을 “감염병”으로 하고, 같은 조 중 “전염병의”를 “감염병의”로, “전염병환자”를 “감염병환자”로 한다.

⑥ 보건환경연구원법 일부를 다음과 같이 개정한다.
제5조제1항제1호를 다음과 같이 한다.

1. 「감염병의 예방 및 관리에 관한 법률」에 따른 감염병 및 「후천성면역결핍증 예방법」에 따른 후천성면역결핍증에 대한 진단, 검사, 시험, 조사 또는 연구에 관한 사항

⑦ 보호소년 등의 처우에 관한 법률 일부를 다음과 같이 개정한다.
제21조의 제목 중 "전염병"을 "감염병"으로 하고, 같은 조 제1항 및 제2항 중 "전염병"을 각각 "감염병"으로 한다.

⑧ 산업안전보건법 일부를 다음과 같이 개정한다.
제45조제1항 중 "전염병"을 "감염병"으로 한다.

⑨ 선원법 일부를 다음과 같이 개정한다.
제76조제3항 중 "전염병"을 "감염병"으로 한다.

⑩ 수의사법 일부를 다음과 같이 개정한다.
제30조제2항 중 "인수공통전염병"을 "인수공통감염병"으로 한다.

⑪ 식품위생법 일부를 다음과 같이 개정한다.
제54조제2호를 다음과 같이 한다.

2. 「감염병의 예방 및 관리에 관한 법률」 제2조제13호에 따른 감염병환자. 다만, 같은 조 제3호아목에 따른 B형간염환자는 제외한다.

⑫ 약사법 일부를 다음과 같이 개정한다.
제2조제7호다목 중 "전염병"을 "감염병"으로 한다.
제23조제3항제3호 중 "전염병"을 각각 "감염병"으로 하고, 같은 조 제4항제4호 중 "「전염병예방법」에 따른 제1종 전염병환자"를 "「감염병의 예방 및 관리에 관한 법률」에 따른 제1군감염병환자"로 하며, 같은 항 제6호 중 "전염병"을 "감염병"으로 한다.

⑬ 위생사에 관한 법률 일부를 다음과 같이 개정한다.
제4조제1항제3호 중 "전염병예방법"을 "「감염병의 예방 및 관리에 관한 법률」"로 한다.

⑭ 위험직무 관련 순직공무원의 보상에 관한 법률 일부를 다음과 같이 개정한다.
제2조제1호자목 중 "「전염병예방법」에 의한 전염병환자"를 "「감염병의 예방 및 관리에 관한 법률」에 따른 감염병환자"로, "전염병의"를 "감염병의"로 한다.

⑮ 유선 및 도선사업법 일부를 다음과 같이 개정한다.
제12조제4항제1호 중 "전염병환자"를 "감염병환자"로 한다.
제18조제2항제1호 중 "전염병환자"를 "감염병환자"로 한다.
제29조제1항제1호 중 "전염병"을 "감염병"으로 한다.

⑯ 자연재해대책법 일부를 다음과 같이 개정한다.
제35조제1항제5호 중 "전염병예방"을 "감염병 예방"으로 한다.

⑰ 장사 등에 관한 법률 일부를 다음과 같이 개정한다.
제30조제1호 중 "전염병"을 "감염병"으로 한다.

⑱ 재난 및 안전관리기본법 일부를 다음과 같이 개정한다.
제3조제1호다목 중 "전염병"을 "감염병"으로 한다.

⑲ 재해구호법 일부를 다음과 같이 개정한다.
제4조제1항제4호 중 "전염병"을 "감염병"으로 한다.

⑳ 주세법 일부를 다음과 같이 개정한다.
제19조제4항제2호를 다음과 같이 한다.

2. 감염병환자

㉑ 지방세법 일부를 다음과 같이 개정한다.
제287조제1항제2호를 다음과 같이 한다.

2. 「감염병의 예방 및 관리에 관한 법률」에 따른 한국건강관리협

회

㉒ 지방의료원의 설립 및 운영에 관한 법률 일부를 다음과 같이 개정한다.

제7조제1항제2호 중 “전염병”을 “감염병”으로 한다.

㉓ 지방자치법 일부를 다음과 같이 개정한다.

제9조제2항제2호바목 중 “전염병”을 “감염병”으로 한다.

㉔ 지역보건법 일부를 다음과 같이 개정한다.

제9조제2호 중 “전염병”을 “감염병”으로 한다.

㉕ 출입국관리법 일부를 다음과 같이 개정한다.

제11조제1항제1호 중 “전염병환자”를 “감염병환자”로 한다.

㉖ 학교보건법 일부를 다음과 같이 개정한다.

제6조제1항제9호 및 제10호를 각각 다음과 같이 한다.

9. 감염병원, 감염병격리병사, 격리소

10. 감염병요양소, 진료소

제8조 중 “전염병”을 “감염병”으로 한다.

제10조제1항 중 “「전염병예방법」 제20조에 따른 예방접종증명서를 발급받아 같은 법 제11조 및 제12조”를 “「감염병의 예방 및 관리에 관한 법률」 제27조에 따른 예방접종증명서를 발급받아 같은 법 제24조 및 제25조”로 한다.

제14조 중 “전염병”을 “감염병”으로 한다.

제14조의2의 제목 중 “전염병”을 “감염병”으로 하고, 같은 조 전단 중 “「전염병예방법」 제11조 및 제12조”를 “「감염병의 예방 및 관리에 관한 법률」 제24조 및 제25조”로, “전염병의”를 “감염병의”로 한다.

㉗ 형의 집행 및 수용자의 처우에 관한 법률 일부를 다음과 같이 개정한다.

제18조제1항 중 “전염병”을 “감염병”으로 한다.
제53조제1항제3호 중 “전염병”을 “감염병”으로 한다.
제128조제2항 단서 중 “전염병”을 “감염병”으로 한다.

㉘ 혈액관리법 일부를 다음과 같이 개정한다.
제2조제4호의2 중 “전염병환자”를 “감염병환자”로 한다.
제7조제2항 중 “전염병환자”를 “감염병환자”로 하고, 같은 조 제4항 본문 중 “전염병환자”를 “감염병환자”로 한다.

㉙ 한센인피해사건의 진상규명 및 피해자생활지원 등에 관한 법률 일부를 다음과 같이 개정한다.
제2조제2호 중 “「전염병예방법」 제23조에서 정하는 전염병예방시설”을 “「감염병의 예방 및 관리에 관한 법률」 제36조 및 제37조에 따른 감염병관리기관”으로 한다.

㉚ 후천성면역결핍증 예방법 일부를 다음과 같이 개정한다.
제4조를 삭제한다.
제22조(다른 법령과의 관계) 이 법 시행 당시 다른 법령에서 종전의 「기생충질환예방법」 및 종전의 「전염병예방법」 또는 그 규정을 인용한 경우에 이 법 가운데 그에 해당하는 규정이 있으면 종전의 규정을 갈음하여 이 법 또는 이 법의 해당 규정을 인용한 것으로 본다.

부칙 〈제9932호, 2010. 1. 18.〉 (정부조직법)

제1조(시행일) 이 법은 공포 후 2개월이 경과한 날부터 시행한다. 〈단서 생략〉
제2조 및 제3조 생략
제4조(다른 법률의 개정) ①부터 〈106〉까지 생략

〈107〉 법률 제9847호 전염병예방법 전부개정법률 일부를 다음과 같이 개정한다.

제2조제7호부터 제12호까지, 제7조제1항·제4항, 제8조제1항, 제10조제2항 각 호 외의 부분, 제11조제1항 각 호 외의 부분 본문·제4항, 제13조제1항, 제16조제1항·제2항 전단·제3항·제4항, 제17조제1항, 제20조제4항, 제21조제1항, 제22조제1항·제2항 본문 및 단서·제3항, 제23조제2항, 제24조제1항제12호, 제25조제1항제1호, 제28조제1항, 제32조제1항, 제33조제1항·제2항, 제34조제1항·제2항제5호, 제35조제1항, 제37조제1항 각 호 외의 부분·제3항, 제40조제1항부터 제3항까지, 제41조제1항·제2항·제3항 각 호 외의 부분, 제42조제1항 각 호 외의 부분·제4호, 제43조제1항, 제67조제7호, 제70조제1항, 제71조제2항·제3항 전단 및 제76조 중 "보건복지가족부장관"을 각각 "보건복지부장관"으로 한다.
제2조제5호·제6호·제13호·제19호, 제11조제4항·제5항, 제12조제1항 각 호 외의 부분·제3항, 제13조제2항, 제14조제3항, 제15조, 제16조제5항, 제17조제2항, 제19조, 제20조제5항, 제21조제2항, 제22조제4항, 제23조제1항·제3항, 제27조제1항·제2항, 제28조제1항·제2항, 제31조제2항, 제32조제2항, 제33조제2항, 제36조제1항·제2항·제4항, 제37조제2항, 제39조, 제43조제2항, 제45조제1항, 제46조 각 호 외의 부분, 제48조제2항, 제51조제1항·제2항, 제52조제1항 전단, 제53조, 제54조제1항·제2항, 제55조제3항, 제59조제3항, 제61조제3항, 제62조제3항 및 제69조 중 "보건복지가족부령"을 각각 "보건복지부령"으로 한다.
제9조제1항 및 제60조제1항·제2항 중 "보건복지가족부"를 각각 "보건복지부"로 한다.
제10조제2항 각 호 외의 부분 중 "보건복지가족부차관"을 "보건복지부차관"으로 한다.

〈108〉부터 〈137〉까지 생략

제5조 생략

부칙 〈제10789호, 2011. 6. 7.〉 (영유아보육법)

제1조(시행일) 이 법은 공포 후 6개월이 경과한 날부터 시행한다. 〈단서 생략〉

제2조부터 제5조까지 생략

제6조(다른 법률의 개정) ① 및 ② 생략

③ 감염병의 예방 및 관리에 관한 법률 일부를 다음과 같이 개정한다.

제31조제2항 중 "보육시설의 장"을 "어린이집의 원장"으로 한다.

④부터 ㉜까지 생략

부칙 〈제11439호, 2012. 5. 23.〉

이 법은 공포 후 6개월이 경과한 날부터 시행한다.

부칙 〈제11645호, 2013. 3. 22.〉

이 법은 공포 후 6개월이 경과한 날부터 시행한다.

부칙 〈제12444호, 2014. 3. 18.〉

이 법은 공포 후 6개월이 경과한 날부터 시행한다.

부칙 〈제13392호, 2015. 7. 6.〉

이 법은 공포 후 6개월이 경과한 날부터 시행한다. 다만, 제2조, 제4조부터 제7조까지, 제14조, 제16조부터 제18조까지, 제34조, 제46조, 제47조, 제49조, 제50조, 제67조, 제74조의2의 개정규정은 공포한 날부터 시행한다.

부칙 〈제13474호, 2015. 8. 11.〉 (공동주택관리법)

제1조(시행일) 이 법은 공포 후 1년이 경과한 날부터 시행한다.

제2조부터 제33조까지 생략

제34조(다른 법률의 개정) ① 생략

② 감염병의 예방 및 관리에 관한 법률 일부를 다음과 같이 개정한다.

제51조제3항 단서 중 "「주택법」"을 "「공동주택관리법」 제2조제1항 제15호"으로 한다.

③부터 ⑯까지 생략

제35조 및 제36조 생략

부칙 〈제13639호, 2015. 12. 29.〉

제1조(시행일) 이 법은 공포 후 6개월이 경과한 날부터 시행한다. 다만, 제64조제6호 및 제65조제6호의 개정규정은 2016년 1월 1일부터 시행하고, 제76조의2 및 제79조의2의 개정규정은 2016년 1월 7일부터 시행한다.

제2조(감염병병원의 설립을 위한 준비행위) 보건복지부장관은 이 법 시행 전에 제8조의2에 따른 감염병병원의 설립을 위하여 원장의 임명 등 필요한 준비행위를 할 수 있다. 이 경우 보건복지부장관은 관계 중앙행정기관의 장, 지방자치단체의 장, 국립·공립 병원, 보건소, 민간의료시설, 그 밖의 공공단체 및 관계 전문가에게 필요한 협조를 요청할 수 있다.

제3조(손실보상을 위한 준비행위) 보건복지부장관, 시·도지사 또는 시장·군수·구청장은 이 법에 따른 손실보상을 위하여 필요하다고 인정되는 경우 이 법 시행 전에 다음 각 호의 행위를 할 수 있다.

1. 제70조의 개정규정에 따른 손실보상의 신청·결정 및 지급 등에 필요한 조치

2. 제70조의2의 개정규정에 따른 심의위원회의 구성·운영을 위한 준비행위 및 관계자에 대한 자료의 제출 요구

제4조(시신의 장사방법 등에 관한 적용례) 제20조의2의 개정규정은 이 법 시행 후 최초로 감염병환자등이 사망한 경우부터 적용한다.

제5조(사업주의 협조의무에 관한 적용례) 제41조의2의 개정규정은 이 법 시행 전 제2조제5호머목에 따른 중동 호흡기 증후군(MERS)으로 인하여 이 법에 따라 입원 또는 격리된 근로자에게 유급휴가를 준 사업주에 대하여도 적용한다.

제6조(손실보상에 관한 적용례) 제70조의 개정규정은 이 법 시행 전 제2조제5호머목에 따른 중동 호흡기 증후군(MERS)으로 인하여 손실을 입은 자에 대하여도 적용한다.

제7조(의료인 및 감염병환자등에 대한 재정적 지원에 관한 적용례) 제70조의3 및 제70조의4의 개정규정은 이 법 시행 전 제2조제5호머목에 따른 중동 호흡기 증후군(MERS)으로 인하여 재정적 지원이 필요하게 된 경우에도 적용한다.

제8조(중복지원에 관한 적용례) 제70조 및 제70조의3의 개정규정에 따른 손실보상 및 재정적 지원을 하는 경우 이 법 시행 당시 제2조제5호머목에 따른 중동 호흡기 증후군(MERS)으로 같은 내용의 보상 또는 지원을 받은 자에 대하여는 해당 부분을 제외하고 지원한다.

부칙 〈제14286호, 2016. 12. 2.〉 (주민등록법)

제1조(시행일) 이 법은 공포 후 1년이 경과한 날부터 시행한다. 다만, …〈생략〉… 부칙 제3조제1항 및 제3항은 2017년 5월 30일부

터 시행한다.

제2조 생략

제3조(다른 법률의 개정) ① 감염병의 예방 및 관리에 관한 법률 일부를 다음과 같이 개정한다.

제76조의2제1항제1호 중 "「주민등록법」 제7조제3항"을 "「주민등록법」 제7조의2제1항"으로 한다.

② 및 ③ 생략

부칙 〈제14316호, 2016. 12. 2.〉

이 법은 공포 후 6개월이 경과한 날부터 시행한다.

부칙 〈제15183호, 2017. 12. 12.〉

제1조(시행일) 이 법은 공포 후 6개월이 경과한 날부터 시행한다.

제2조(고위험병원체 취급시설의 설치·운영 허가·신고에 관한 경과조치) 이 법 시행 당시 종전의 규정에 따라 질병관리본부장에게 고위험병원체 취급시설 설치·운영 허가를 받거나 신고를 한 자 및 고위험병원체를 검사, 보존, 관리 및 이동하는 자로서 「유전자변형생물체의 국가간 이동 등에 관한 법률」 제22조제1항에 따른 연구시설의 설치·운영 허가를 받거나 신고를 한 자는 제23조제2항의 개정규정에 따른 허가를 받거나 신고를 한 것으로 본다.

부칙 〈제15534호, 2018. 3. 27.〉

제1조(시행일) 이 법은 2020년 1월 1일부터 시행한다. 다만, 제8조의5, 제10조, 제37조제5항의 개정규정은 공포한 날부터 시행하고, 제21조, 제24조, 제27조제1항, 제28조제1항, 제39조의3, 제65조제3호의2, 제67조제7호의2, 제70조제1항제1호의2, 제74조의2제1항의

개정규정 및 부칙 제2조제5항은 공포 후 6개월이 경과한 날부터 시행한다.

제2조(다른 법률의 개정) ① 식품위생법 일부를 다음과 같이 개정한다.

제54조제2호 단서 중 "제3호아목"을 "제4호나목"으로 한다.

② 약사법 일부를 다음과 같이 개정한다.

제23조제4항제4호 중 "「감염병의 예방 및 관리에 관한 법률」에 따른 제1군감염병환자"를 "「감염병의 예방 및 관리에 관한 법률」 제2조제13호에 따른 감염병환자 중 콜레라 · 장티푸스 · 파라티푸스 · 세균성이질 · 장출혈성대장균감염증 · A형간염환자"로 한다.

③ 결핵예방법 일부를 다음과 같이 개정한다.

제8조제2항 중 "지체 없이"를 "24시간 이내에"로 한다.

④ 후천성면역결핍증 예방법 일부를 다음과 같이 개정한다.

제5조제1항 전단, 같은 조 제2항 및 제3항 중 "즉시"를 각각 "24시간 이내에"로 한다.

⑤ 학교보건법 일부를 다음과 같이 개정한다.

제14조의2 전단 중 "정기"를 "필수"로 한다.

부칙 〈제15608호, 2018. 4. 17.〉 (위치정보의 보호 및 이용 등에 관한 법률)

제1조(시행일) 이 법은 공포 후 6개월이 경과한 날부터 시행한다.

제2조부터 제6조까지 생략

제7조(다른 법률의 개정) ① 감염병의 예방 및 관리에 관한 법률 일부를 다음과 같이 개정한다.

제76조의2제2항 후단 중 "위치정보사업자"를 "개인위치정보사업자"로 한다.

② 및 ③ 생략

부칙 〈제16101호, 2018. 12. 31.〉 (부가가치세법)

제1조(시행일) 이 법은 2019년 1월 1일부터 시행한다. 〈단서 생략〉

제2조부터 제10조까지 생략

제11조(다른 법률의 개정) ① 감염병의 예방 및 관리에 관한 법률 일부를 다음과 같이 개정한다.

제52조제2항제1호 중 "「부가가치세법」 제8조제6항"을 "「부가가치세법」 제8조제7항"으로 하고, 같은 항 제2호 중 "「부가가치세법」 제8조제7항"을 "「부가가치세법」 제8조제8항"으로 한다.

②부터 ⑭까지 생략

부칙 〈제16725호, 2019. 12. 3.〉

제1조(시행일) 이 법은 공포 후 6개월이 경과한 날부터 시행한다. 다만, 제9조제2항제6호의2 · 제6호의3, 제33조의2 및 제67조제6호의2의 개정규정은 공포한 날부터, 제10조제2항 후단의 개정규정은 공포 후 3개월이 경과한 날부터, 법률 제15534호 감염병의 예방 및 관리에 관한 법률 일부개정법률 제2조제3호서목의 개정규정은 2020년 7월 1일부터 시행한다.

제2조(위원회의 구성에 관한 경과조치) ① 이 법 시행 후 위원을 임명 또는 위촉할 당시 제10조제2항 후단의 개정규정을 충족하지 못하는 경우에는 해당 개정규정이 충족될 때까지는 공무원이 아닌 위원을 위촉하여야 한다.

② 위원회의 위원 구성에 관하여는 제1항에 따라 제10조제2항 후단의 개정규정을 충족할 때까지는 종전의 규정에 따른다.

부칙 〈제17067호, 2020. 3. 4.〉

제1조(시행일) 이 법은 공포 후 6개월이 경과한 날부터 시행한다. 다만, 다음 각 호의 사항은 그 구분에 따른 날부터 시행한다.

1. 제2조ㆍ제11조제1항ㆍ제13조ㆍ제16조의2제1항ㆍ제22조ㆍ제23조ㆍ제23조의2ㆍ제34조의2ㆍ제40조의3ㆍ제42조ㆍ제47조ㆍ제49조ㆍ제52조제2항부터 제4항까지ㆍ제53조ㆍ제59조ㆍ제60조ㆍ제60조의3(시장ㆍ군수ㆍ구청장에 관한 부분으로 한정한다)ㆍ제76조의2ㆍ제76조의3ㆍ제79조제3호ㆍ제5호 및 제83조제2항제3호의 개정규정: 공포한 날

2. 제7조ㆍ제49조의2ㆍ제51조ㆍ제52조제1항ㆍ제56조 및 제76조의4의 개정규정과 법률 제16725호 감염병의 예방 및 관리에 관한 법률 일부개정법률 제83조제2항제3호의 개정규정: 공포 후 3개월이 경과한 날

3. 법률 제16725호 감염병의 예방 및 관리에 관한 법률 일부개정법률 제21조ㆍ제23조ㆍ제77조 및 제79조제2호의2의 개정규정: 2020년 6월 4일

4. 제77조ㆍ제79조의3ㆍ제79조의4 및 제80조의 개정규정: 공포 후 1개월이 경과한 날

제2조(역학조사관에 관한 경과조치) 이 법 시행 당시 종전의 규정에 따라 시ㆍ도지사가 시ㆍ군ㆍ구에 둔 역학조사관은 제60조의2의 개정규정에 따라 시장ㆍ군수ㆍ구청장이 임명한 역학조사관으로 본다.

부칙 〈제17472호, 2020. 8. 11.〉 (정부조직법)

제1조(시행일) 이 법은 공포 후 1개월이 경과한 날부터 시행한다. 다만, ㆍㆍㆍ〈생략〉ㆍㆍㆍ, 부칙 제4조에 따라 개정되는 법률 중 이 법 시행 전에 공포되었으나 시행일이 도래하지 아니한 법률을 개정

한 부분은 각각 해당 법률의 시행일부터 시행한다.

제2조 및 제3조 생략

제4조(다른 법률의 개정) ①부터 ⑦까지 생략

⑧ 감염병의 예방 및 관리에 관한 법률 일부를 다음과 같이 개정한다.

제2조제2호 각 목 외의 부분 단서, 같은 조 제3호 각 목 외의 부분 단서, 같은 조 제4호 각 목 외의 부분 단서 및 같은 조 제20호 중 "보건복지부장관이"를 각각 "질병관리청장이 보건복지부장관과 협의하여"로 한다.

제2조제6호, 같은 조 제8호부터 제12호까지, 제7조제4항, 제8조제1항, 제11조제1항 각 호 외의 부분 본문, 같은 조 제3항 · 제5항, 제13조제1항 · 제2항, 제16조제1항, 같은 조 제2항 전단, 같은 조 제3항 · 제4항, 같은 조 제5항 각 호 외의 부분, 제17조제1항, 제18조의2제1항 · 제2항, 제18조의3제1항, 제18조의4제1항 · 제2항, 제20조제4항, 제20조의2제1항부터 제3항까지, 제21조제1항부터 제5항까지, 제22조제1항 각 호 외의 부분, 같은 조 제2항 본문 · 단서, 같은 조 제3항 전단 · 후단, 제23조제2항 · 제5항 · 제6항 · 제8항, 제23조의2 각 호 외의 부분 본문, 제23조의3제1항 본문, 같은 조 제3항 본문 · 단서, 제23조의5제2항, 제24조제1항제17호, 제25조제1항제1호, 제27조제1항 · 제2항, 제28조제1항, 제32조제1항, 제33조제1항 · 제2항, 제33조의2제1항 · 제2항, 제33조의3, 제33조의4제1항, 같은 조 제2항 각 호 외의 부분 전단, 같은 조 제4항 전단, 제34조의2제1항, 같은 조 제2항 각 호 외의 부분, 같은 조 제3항, 제35조제1항, 제39조의2 전단, 제39조의3제2항, 제40조제1항부터 제3항까지, 제40조의2, 제41조제1항 · 제2항, 같은 조 제3항 각 호 외의 부분, 제42조제1항 각 호 외의 부분, 같은 조 제1항제2호 · 제4호, 같

은 조 제2항 각 호 외의 부분 전단, 같은 조 제3항 · 제4항, 같은 조 제6항 전단, 같은 조 제7항 · 제8항, 같은 조 제9항 전단, 같은 조 제10항 후단, 제43조제1항, 제46조 각 호 외의 부분, 제47조 각 호 외의 부분, 제50조제2항, 제60조제1항 본문, 제60조의2제5항 · 제6항, 제60조의3제1항부터 제4항까지, 제67조제7호의2, 제70조제1항제5호, 제70조의3제1항, 제70조의4제1항, 제71조제2항, 같은 조 제3항 전단, 제74조의2제1항, 제76조의2제1항제3호, 같은 조 제2항 전단 · 후단, 같은 조 제3항 전단, 같은 조 제4항 각 호 외의 부분 전단, 같은 조 제4항제3호, 같은 조 제6항, 같은 조 제7항 각 호 외의 부분 및 제83조제3항 중 "보건복지부장관"을 각각 "질병관리청장"으로 한다.

제5조제2항, 제37조제1항 각 호 외의 부분 및 같은 조 제3항 · 제5항 중 "보건복지부장관"을 각각 "보건복지부장관, 질병관리청장"으로 한다.

제8조의5제1항, 제10조제2항 각 호 외의 부분 전단, 제14조제1항 각 호 외의 부분, 같은 조 제2항, 제16조제7항 전단, 제18조제1항 본문, 같은 조 제2항, 같은 조 제3항 각 호 외의 부분, 제20조제1항 · 제3항, 제21조제6항, 제29조 각 호 외의 부분 및 같은 조 제1호 중 "질병관리본부장"을 각각 "질병관리청장"으로 한다.

제9조제1항, 제60조제2항 단서 및 제60조의2제1항 본문 중 "보건복지부"를 각각 "질병관리청"으로 한다.

제10조제2항 각 호 외의 부분 전단 중 "보건복지부장관"을 "위원장"으로 한다.

제16조의2제1항제1호 및 제30조제1항 중 "질병관리본부"를 각각 "질병관리청"으로 한다.

법률 제17067호 감염병의 예방 및 관리에 관한 법률 일부개정법률 제16조의2제2항, 제17조제2항 전단, 제43조의2제1항, 제60조의2제6항 · 제7항 및 제60조의3제3항 · 제4항의 개정규정 중 "보건복지부장관"을 각각 "질병관리청장"으로 한다.
제34조제1항, 같은 조 제2항제6호, 같은 조 제3항 및 제67조제7호 중 "보건복지부장관"을 각각 "보건복지부장관 및 질병관리청장"으로 한다.

법률 제17067호 감염병의 예방 및 관리에 관한 법률 일부개정법률 제36조제1항 · 제4항 및 제6항의 개정규정 중 "보건복지부장관"을 각각 "보건복지부장관, 질병관리청장"으로 한다.
제49조제1항 각 호 외의 부분을 다음과 같이 한다.

질병관리청장, 시 · 도지사 또는 시장 · 군수 · 구청장은 감염병을 예방하기 위하여 다음 각 호에 해당하는 모든 조치를 하거나 그에 필요한 일부 조치를 하여야 하며, 보건복지부장관은 감염병을 예방하기 위하여 제2호에 해당하는 조치를 할 수 있다.

법률 제17067호 감염병의 예방 및 관리에 관한 법률 일부개정법률 제67조제6호의3의 개정규정 중 "보건복지부장관"을 "보건복지부장관 또는 질병관리청장"으로 한다.
제76조를 다음과 같이 한다.
제76조(위임 및 위탁) ① 이 법에 따른 보건복지부장관의 권한 또는 업무는 대통령령으로 정하는 바에 따라 그 일부를 질병관리청장 또는 시 · 도지사에게 위임하거나 관련 기관 또는 관련 단체에 위탁할 수 있다.

② 이 법에 따른 질병관리청장의 권한 또는 업무는 대통령령으로 정하는 바에 따라 그 일부를 시 · 도지사에게 위임하거나 관련 기관 또는 관련 단체에 위탁할 수 있다.
제76조의2제1항 각 호 외의 부분 중 "보건복지부장관 또는 질병관

리본부장”을 “질병관리청장”으로 한다.

⑨부터 ㉝까지 생략

제5조 생략

부칙 〈제17475호, 2020. 8. 12.〉

제1조(시행일) 이 법은 공포한 날부터 시행한다. 다만, 제41조·제76조의3·제79조의3 및 제83조의 개정규정은 공포 후 2개월이 경과한 날부터 시행한다.

제2조(외국인의 비용 부담에 관한 적용례) 제69조의2의 개정규정은 이 법 시행 후 국내에 입국하는 외국인부터 적용한다.

제3조(질병관리청장에 관한 경과조치) 제41조제3항 및 제69조의2의 개정규정 중 “질병관리청장”은 2020년 9월 11일까지는 “보건복지부장관”으로 본다.

제4조(벌칙에 관한 경과조치) 이 법 시행 전의 위반행위에 대하여 벌칙을 적용할 때에는 제41조제2항 및 제79조의3제2호의 개정규정에도 불구하고 종전의 규정에 따른다.

부칙 〈제17491호, 2020. 9. 29.〉

이 법은 공포한 날부터 시행한다. 다만, 제40조의5, 제49조제3항부터 제5항까지, 제64조, 제65조, 제67조 및 제70조의6의 개정규정은 공포 후 3개월이 경과한 날부터 시행하고, 법률 제17475호 감염병의 예방 및 관리에 관한 법률 일부개정법률 제41조제3항의 개정규정은 2020년 10월 13일부터 시행한다.

부칙 〈제17642호, 2020. 12. 15.〉

제1조(시행일) 이 법은 공포 후 6개월이 경과한 날부터 시행한다.

다만, 제49조의3의 개정규정은 공포한 날부터 시행한다.
제2조(감염병 발생 신고에 관한 적용례) 제12조제1항제2호 및 제3호의 개정규정은 이 법 시행 이후 같은 항에 따라 신고하여야 하는 감염병이 발생한 경우부터 적용한다.
제3조(감염병의심자 격리시설 지정에 대한 경과조치) 이 법 시행 이전에 접촉자 격리시설로 지정된 시설은 제39조의3의 개정규정에 따라 감염병의심자 격리시설로 지정된 것으로 본다.

부칙 〈제17653호, 2020. 12. 22.〉 (부가가치세법)
제1조(시행일) 이 법은 2021년 1월 1일부터 시행한다. 〈단서 생략〉
제2조부터 제13조까지 생략
제14조(다른 법률의 개정) ① 생략
② 감염병의 예방 및 관리에 관한 법률 일부를 다음과 같이 개정한다.
제52조제3항제1호 중 "「부가가치세법」 제8조제7항"을 "「부가가치세법」 제8조제8항"으로 하고, 같은 항 제2호 중 "「부가가치세법」 제8조제8항"을 "「부가가치세법」 제8조제9항"으로 한다.
③부터 ⑬까지 생략

부칙 〈제17689호, 2020. 12. 22.〉 (국가경찰과 자치경찰의 조직 및 운영에 관한 법률)
제1조(시행일) 이 법은 2021년 1월 1일부터 시행한다.
제2조부터 제6조까지 생략
제7조(다른 법률의 개정) ① 생략
② 감염병의 예방에 관한 법률 일부를 다음과 같이 개정한다.
제60조제4항 및 제60조의2제5항 중 "「경찰법」 제2조"를 각각 "「국

가경찰과 자치경찰의 조직 및 운영에 관한 법률」 제12조 및 제13조"로 한다.

제76조의2제2항 전단 중 "「경찰법」 제2조에 따른 경찰청, 지방경찰청 및 경찰서"를 "「국가경찰과 자치경찰의 조직 및 운영에 관한 법률」에 따른 경찰청, 시ㆍ도경찰청 및 경찰서"로 한다.

③부터 〈53〉까지 생략

제8조 생략

부칙 〈제17920호, 2021. 3. 9.〉

제1조(시행일) 이 법은 공포한 날부터 시행한다. 다만, 제34조 및 제49조의2의 개정규정은 공포 후 6개월이 경과한 날부터 시행한다.

제2조(생물테러감염병 등에 대비한 개발 중인 백신 및 치료제 구매 특례에 대한 경과조치) 이 법 시행 전에 생물테러감염병 및 그 밖의 감염병의 대유행에 대처하기 위해 체결한 개발 중인 백신이나 의약품의 구매 및 공급에 필요한 계약은 제40조의6의 개정규정에 따라 체결된 계약으로 본다.

제3조(손해배상에 관한 적용례) 제72조의2의 개정규정은 이 법 시행 후 이 법을 위반하여 감염병을 확산시키거나 확산 위험성을 증대시킨 경우부터 적용한다.

**개정 예정 법률 밑줄 별도 표시.

감염병의 예방 및 관리에 관한 법률 시행령
(약칭 : 감염병예방법 시행령)

[시행 2021. 8. 3.] [대통령령 제31927호, 2021. 8. 3., 일부개정]

제1조(목적) 이 영은 「감염병의 예방 및 관리에 관한 법률」에서 위임된 사항과 그 시행에 필요한 사항을 규정함을 목적으로 한다.

제1조의2(감염병관리사업지원기구의 설치·운영 등) ① 「감염병의 예방 및 관리에 관한 법률」(이하 "법"이라 한다) 제8조제1항에 따라 질병관리청에 중앙감염병사업지원기구를, 특별시·광역시·도·특별자치도(이하 "시·도"라 한다)에 질병관리청장이 정하는 바에 따라 시·도감염병사업지원기구를 둔다. 〈개정 2020. 9. 11.〉

② 중앙감염병사업지원기구의 구성원은 다음 각 호의 어느 하나에 해당하는 사람 중에서 질병관리청장이 위촉한다. 〈개정 2020. 9. 11.〉

1. 「의료법」 제2조제1호에 따른 의료인으로서 감염병 관련 분야에서 근무한 사람

2. 「고등교육법」에 따른 대학 또는 「공공기관의 운영에 관한 법률」에 따른 공공기관의 감염병 관련 분야에서 근무한 사람

3. 감염병 예방 및 관리에 관한 전문지식과 경험이 풍부한 사람

4. 역학조사 및 방역 분야 등에 관한 전문지식과 경험이 풍부한 사람

5. 그 밖에 질병관리청장이 감염병관리사업의 지원에 필요하다고 인정하는 사람

③ 중앙감염병사업지원기구는 그 업무수행에 필요한 경우에는 관계 기관·단체 및 전문가 등에게 자료 또는 의견의 제출 등을 요청할 수 있다.

④ 중앙감염병사업지원기구는 매 반기별로 질병관리청장이 정하는 바에 따라 그 활동현황 등을 질병관리청장에게 보고하여야 한다. 〈개정 2020. 9. 11.〉

⑤ 질병관리청장은 중앙감염병사업지원기구에 예산의 범위에서 다음 각 호의 비용을 지원을 할 수 있다. 〈개정 2020. 9. 11.〉

1. 자료수집, 조사, 분석 및 자문 등에 소요되는 비용

2. 국내외 협력사업의 추진에 따른 여비 및 수당 등의 경비

3. 그 밖에 질병관리청장이 업무수행을 위하여 특히 필요하다고 인정하는 경비

⑥ 제2항부터 제5항까지에서 규정한 사항 외에 중앙감염병사업지원기구의 설치·운영 및 지원 등에 필요한 세부사항은 질병관리청장이 정한다. 〈개정 2020. 9. 11.〉

⑦ 시·도감염병사업지원기구의 구성원 위촉, 자료제출 요청, 활동현황 보고 및 비용지원 등에 관하여는 제2항부터 제6항까지의 규정을 준용한다. 이 경우 “질병관리청장”은 “특별시장·광역시장·도지사·특별자치도지사(이하 "시·도지사"라 한다)”로, “중앙감염병사업지원기구”는 “시·도감염병사업지원기구”로 본다. 〈개정 2020. 9. 11.〉

[본조신설 2016. 6. 28.]

제1조의3(감염병전문병원의 지정 등) ① 법 제8조의2제1항에 따른 감염병전문병원(이하 "중앙감염병병원"이라 한다)으로 지정받을 수 있는 의료기관(「의료법」 제3조에 따른 의료기관을 말한다. 이하 "의료기관"이라 한다)은 「의료법」 제3조의3 또는 제3조의4에 따른 종합병원 또는 상급종합병원으로서 보건복지부장관이 정하여 고시하는 의료기관으로 한다.

② 중앙감염병병원의 지정기준은 별표 1과 같다.

③ 보건복지부장관은 중앙감염병병원을 지정하는 경우에는 그 지정기준 또는 업무수행 등에 필요한 조건을 붙일 수 있다.

④ 보건복지부장관은 중앙감염병병원을 지정한 경우에는 지정서를 교부하고, 보건복지부 인터넷 홈페이지에 그 지정내용을 게시하여야 한다.

⑤ 중앙감염병병원은 매 분기별로 보건복지부장관이 정하는 바에 따라 그 업무추진 현황 등을 보건복지부장관에게 보고하여야 한다.

⑥ 보건복지부장관은 법 제8조의2제3항에 따라 중앙감염병병원에 대해서는 기획재정부장관과 협의하여 건축비용, 운영비용 및 설비비용 등을 지원할 수 있다.

⑦ 제3항부터 제6항까지에서 규정한 사항 외에 중앙감염병병원의 지정절차 및 경비지원 등에 필요한 세부사항은 보건복지부장관이 정하여 고시한다.

[본조신설 2016. 6. 28.]

제1조의4(권역별 감염병전문병원의 지정) ① 법 제8조의2제2항에 따른 권역별 감염병전문병원(이하 "권역별 감염병병원"이라 한다)으로 지정받을 수 있는 의료기관은 「의료법」 제3조의3 또는 제3조의4에 따른 종합병원 또는 상급종합병원으로서 질병관리청장이 정하여 고시하는 의료기관으로 한다. 〈개정 2020. 9. 11.〉

② 권역별 감염병병원의 지정기준은 별표 1의2와 같다.

③ 질병관리청장은 법 제8조의2제2항에 따라 권역별 감염병병원을 지정하는 경우에는 다음 각 호의 사항을 종합적으로 고려하여야 한다. 〈개정 2020. 9. 11.〉

1. 해당 권역에서의 의료자원의 분포 수준
2. 해당 권역에서의 주민의 인구와 생활권의 범위
3. 해당 권역에서의 감염병의 발생 빈도 및 관리 수준
4. 해당 권역에서의 항만 및 공항 등의 인접도
5. 그 밖에 질병관리청장이 권역별 감염병 관리와 관련하여 특히 필요하다고 인정하는 사항

④ 질병관리청장은 권역별 감염병병원을 지정하기 위하여 필요한 경우에는 지방자치단체의 장, 관계 공공기관 또는 관계 단체 등의 의견을 듣거나 자료의 제출을 요청할 수 있다. 〈개정 2020. 9. 11.〉

⑤ 권역별 감염병병원에 대한 지정조건의 부과, 지정서의 교부, 지정사실의 공표, 업무추진 현황 보고, 경비 지원, 지정절차 등에 필요한 세부사항의 고시 등에 관하여는 제1조의3제3항부터 제7항까지의 규정을 준용한다. 이 경우 "보건복지부장관"은 "질병관리청장"으로, "중앙감염병병원"은 "권역별 감염병병원"으로, "보건복지부"는 "질병관리청"으로 본다. 〈개정 2020. 9. 11.〉

[본조신설 2016. 6. 28.]

제1조의5(내성균 관리대책의 수립) ① 보건복지부장관은 법 제8조의3제1항에 따른 내성균 관리대책(이하 "내성균 관리대책"이라 한다)에 포함된 사항 중 보건복지부장관이 정하는 중요 사항을 변경하려는 경우에는 법 제9조제1항에 따른 감염병관리위원회의 심의를 거쳐야 한다.

② 보건복지부장관은 내성균 관리대책을 수립하거나 변경한 경우에는 보건복지부의 인터넷 홈페이지에 게재하고, 관계 중앙행정기관의 장, 「국민건강보험법」에 따른 건강보험심사평가원의 원장, 그 밖에 내성균 관련 기관 · 법인 · 단체의 장에게 그 내용을 알려야 한다.

③ 제1항 및 제2항에서 규정한 사항 외에 내성균 관리대책의 수립 및 변경에 필요한 세부 사항은 보건복지부장관이 정한다.

[본조신설 2017. 5. 29.]

제1조의6(긴급상황실의 설치 · 운영) ① 법 제8조의5에 따라 설치하는 긴급상황실(이하 "긴급상황실"이라 한다)은 다음 각 호의 설치 · 운영 요건을 모두 갖추어야 한다.

1. 신속한 감염병 정보의 수집 · 전파와 감염병 위기상황의 종합관리 등을 위한 정보통신체계를 갖출 것

2. 감염병 위기상황의 효율적 대처를 위한 시설 · 장비 및 그 운영 · 관리체계를 갖출 것

3. 긴급상황실의 24시간 운영에 필요한 전담인력을 확보할 것

4. 긴급상황실의 업무를 원활하게 수행하기 위한 운영규정 및 업무매뉴얼을 마련할 것

② 긴급상황실의 설치 · 운영에 관한 세부사항은 질병관리청장이 정한다. 〈개정 2020. 9. 11.〉

[본조신설 2018. 6. 12.]

제2조(감염병관리위원회 위원의 임무 및 임기) ① 법 제9조제1항에 따른 감염병관리위원회(이하 "위원회"라 한다) 위원장은 위원회를 대표하고 위원회의 사무를 총괄한다. 〈개정 2016. 6. 28.〉

② 위원회 부위원장은 위원장을 보좌하며 위원장이 부득이한 사유로 직무를 수행할 수 없을 때에는 그 직무를 대행한다.

③ 위원회 위원 중 위촉위원의 임기는 2년으로 한다.

④ 위원회 위원의 자리가 빈 경우 그 보궐위원의 임기는 전임위원 임기의 남은 기간으로 한다.

제3조(회의) ① 위원회의 회의는 질병관리청장 또는 위원 과반수가 요구하거나 위원장이 필요하다고 인정할 때에 소집한다. 〈개정 2020. 9. 11.〉

② 위원회의 회의는 재적위원 과반수의 출석으로 개의(開議)하고 출석위원 과반수의 찬성으로 의결한다.

③ 삭제 〈2020. 9. 11.〉

④ 위원회는 그 업무 수행에 필요하다고 인정할 때에는 관계 공무원 또는 관계 전문가를 위원회에 출석하게 하여 그 의견을 들을 수 있다.

제4조(간사) 위원회의 사무 처리를 위하여 위원회에 간사 1명을 두며, 간사는 질병관리청 소속 공무원 중에서 위원장이 임명한다. 〈개정 2020. 9. 11.〉

제5조(수당의 지급 등) 위원회의 회의에 출석한 위원에게 예산의 범위에서 수당과 여비를 지급할 수 있다. 다만, 공무원인 위원이 그 소관 업무와 직접 관련하여 출석하는 경우에는 그러하지 아니하다.

제6조(운영세칙) 이 영에서 규정한 사항 외에 위원회의 운영에 필요한 사항은 위원회의 의결을 거쳐 위원장이 정한다.

제7조(전문위원회의 구성) ① 법 제10조제3항에 따라 위원회에 다음 각 호의 분야별 전문위원회를 둔다. 〈개정 2015. 1. 6., 2017. 5. 29., 2020. 4. 2., 2021. 6. 8.〉

1. 예방접종 전문위원회
2. 예방접종피해보상 전문위원회
3. 후천성면역결핍증 전문위원회
4. 결핵 전문위원회

5. 역학조사 전문위원회

6. 인수(人獸)공통감염 전문위원회

6의2. 의료관련감염 전문위원회

7. 감염병 위기관리 전문위원회

8. 감염병 연구기획 전문위원회

9. 항생제 내성(耐性) 전문위원회

10. 검역 전문위원회

② 전문위원회는 각각 위원장 1명을 포함한 25명 이내의 위원으로 구성한다. 〈개정 2020. 4. 2.〉

③ 전문위원회 위원장은 위원회 위원 중에서 위원회의 위원장이 임명한다.

④ 전문위원회 위원은 위원회 위원 중에서 위원회 위원장이 임명하거나 관련 학회와 단체 또는 위원회 위원의 추천을 받아 위원회의 위원장이 위촉한다.

제8조(전문위원회의 회의 및 운영) ① 전문위원회의 회의는 위원회 위원장 또는 전문위원회 위원 과반수가 요구하거나 전문위원회 위원장이 필요하다고 인정할 때에 소집한다.

② 전문위원회의 회의는 재적위원 과반수의 출석으로 개의하고 출석위원 과반수의 찬성으로 의결한다.

③ 전문위원회 위원장은 전문위원회에서 심의·의결한 사항을 위원회 위원장에게 보고하여야 한다. 〈개정 2015. 1. 6.〉

④ 이 영에서 규정한 사항 외에 전문위원회의 운영에 필요한 사항은 전문위원회의 의결을 거쳐 전문위원회 위원장이 정한다.

제9조(그 밖의 인수공통감염병) 법 제14조제1항제4호에서 “대통령령으로 정하는 인수공통감염병”이란 동물인플루엔자를 말한다. 〈개정 2016. 1. 6.〉

제10조(공공기관) 법 제16조제7항 전단에서 “대통령령으로 정하는 공공기관”이란 「국민건강보험법」에 따른 건강보험심사평가원 및 국민건강보험공단을 말한다. 〈개정 2016. 1. 6.〉

제11조(제공 정보의 내용) 법 제16조제7항에 따라 요구할 수 있는 정보의 내용에는 다음 각 호의 사항이 포함될 수 있다. 〈개정 2016. 1. 6.〉

1. 감염병환자, 감염병의사환자 또는 병원체보유자(이하 “감염병환자등”이라 한다)의 성명 · 주민등록번호 · 성별 · 주소 · 전화번호 · 직업 · 감염병명 · 발병일 및 진단일
2. 감염병환자등을 진단한 의료기관의 명칭 · 주소지 · 전화번호 및 의사 이름

제12조(역학조사의 내용) ① 법 제18조제1항에 따른 역학조사에 포함되어야 하는 내용은 다음 각 호와 같다.

1. 감염병환자등의 인적 사항
2. 감염병환자등의 발병일 및 발병 장소
3. 감염병의 감염원인 및 감염경로
4. 감염병환자등에 관한 진료기록
5. 그 밖에 감염병의 원인 규명과 관련된 사항

② 법 제29조에 따른 역학조사에 포함되어야 하는 내용은 다음 각 호와 같다.

1. 예방접종 후 이상반응자의 인적 사항
2. 예방접종기관, 접종일시 및 접종내용
3. 예방접종 후 이상반응에 관한 진료기록
4. 예방접종약에 관한 사항
5. 그 밖에 예방접종 후 이상반응의 원인 규명과 관련된 사항

제13조(역학조사의 시기) 법 제18조제1항 및 제29조에 따른 역학조

사는 다음 각 호의 구분에 따라 해당 사유가 발생하면 실시한다. 〈개정 2016. 6. 28., 2020. 9. 11.〉

1. 질병관리청장이 역학조사를 하여야 하는 경우

가. 둘 이상의 시 · 도에서 역학조사가 동시에 필요한 경우

나. 감염병 발생 및 유행 여부 또는 예방접종 후 이상반응에 관한 조사가 긴급히 필요한 경우

다. 시 · 도지사의 역학조사가 불충분하였거나 불가능하다고 판단되는 경우

2. 시 · 도지사 또는 시장 · 군수 · 구청장(자치구의 구청장을 말한다. 이하 같다)이 역학조사를 하여야 하는 경우

가. 관할 지역에서 감염병이 발생하여 유행할 우려가 있는 경우

나. 관할 지역 밖에서 감염병이 발생하여 유행할 우려가 있는 경우로서 그 감염병이 관할구역과 역학적 연관성이 있다고 의심되는 경우

다. 관할 지역에서 예방접종 후 이상반응 사례가 발생하여 그 원인 규명을 위한 조사가 필요한 경우

제14조(역학조사의 방법) 법 제18조제1항 및 제29조에 따른 역학조사의 방법은 별표 1의3과 같다. 〈개정 2016. 6. 28.〉

제15조(역학조사반의 구성) ① 법 제18조제1항 및 제29조에 따른 역학조사를 하기 위하여 질병관리청에 중앙역학조사반을 두고, 시 · 도에 시 · 도역학조사반을 두며, 시 · 군 · 구(자치구를 말한다. 이하 같다)에 시 · 군 · 구역학조사반을 둔다. 〈개정 2020. 9. 11.〉

② 중앙역학조사반은 30명 이상, 시 · 도역학조사반 및 시 · 군 · 구역학조사반은 각각 20명 이내의 반원으로 구성하고, 각 역학조사반의 반장은 법 제60조에 따른 방역관 또는 법 제60조의2에 따른 역학조사관으로 한다. 〈개정 2016. 1. 6.〉

③ 역학조사반원은 다음 각 호의 어느 하나에 해당하는 사람 중에서 질병관리청장, 시·도지사 및 시장·군수·구청장이 각각 임명하거나 위촉한다. 〈개정 2016. 1. 6., 2020. 9. 11.〉

1. 방역, 역학조사 또는 예방접종 업무를 담당하는 공무원

2. 법 제60조의2에 따른 역학조사관

3. 「농어촌 등 보건의료를 위한 특별조치법」에 따라 채용된 공중보건의사

4. 「의료법」 제2조제1항에 따른 의료인

5. 그 밖에 감염병 등과 관련된 분야의 전문가

④ 역학조사반은 감염병 분야와 예방접종 후 이상반응 분야로 구분하여 운영하되, 분야별 운영에 필요한 사항은 질병관리청장이 정한다. 〈개정 2020. 9. 11.〉

제16조(역학조사반의 임무 등) ① 역학조사반의 임무는 다음 각 호와 같다.

1. 중앙역학조사반

가. 역학조사 계획의 수립, 시행 및 평가

나. 역학조사의 실시 기준 및 방법의 개발

다. 시·도역학조사반 및 시·군·구역학조사반에 대한 교육·훈련

라. 감염병에 대한 역학적인 연구

마. 감염병의 발생·유행 사례 및 예방접종 후 이상반응의 발생 사례 수집, 분석 및 제공

바. 시·도역학조사반에 대한 기술지도 및 평가

2. 시·도 역학조사반

가. 관할 지역 역학조사 계획의 수립, 시행 및 평가

나. 관할 지역 역학조사의 세부 실시 기준 및 방법의 개발

다. 중앙역학조사반에 관할 지역 역학조사 결과 보고

라. 관할 지역 감염병의 발생·유행 사례 및 예방접종 후 이상반응의 발생 사례 수집, 분석 및 제공

마. 시·군·구역학조사반에 대한 기술지도 및 평가

3. 시·군·구 역학조사반

가. 관할 지역 역학조사 계획의 수립 및 시행

나. 시·도역학조사반에 관할 지역 역학조사 결과 보고

다. 관할 지역 감염병의 발생·유행 사례 및 예방접종 후 이상반응의 발생 사례 수집, 분석 및 제공

② 역학조사를 하는 역학조사반원은 보건복지부령으로 정하는 역학조사반원증을 지니고 관계인에게 보여 주어야 한다.

③ 질병관리청장, 시·도지사 또는 시장·군수·구청장은 역학조사반원에게 예산의 범위에서 역학조사 활동에 필요한 수당과 여비를 지급할 수 있다. 〈개정 2020. 9. 11.〉

제16조의2(자료제출 요구 대상 기관·단체) 법 제18조의4제1항에서 "대통령령으로 정하는 기관·단체"란 다음 각 호의 기관·단체를 말한다. 〈개정 2016. 6. 28.〉

1. 의료기관

2. 「국민건강보험법」 제13조에 따른 국민건강보험공단

3. 「국민건강보험법」 제62조에 따른 건강보험심사평가원

[본조신설 2016. 1. 6.]

제16조의3(지원 요청 등의 범위) 법 제18조의4제2항에 따라 질병관리청장은 관계 중앙행정기관의 장에게 역학조사를 실시하는 데 필요한 인력 파견 및 물자 지원, 역학조사 대상자 및 대상 기관에 대한 관리, 감염원 및 감염경로 조사를 위한 검사·정보 분석 등의 지원을 요청할 수 있다. 〈개정 2020. 9. 11.〉

[본조신설 2016. 1. 6.]

제17조 삭제 <2020. 6. 2.>

제18조(고위험병원체의 반입 허가 변경신고 사항) 법 제22조제2항 단서에서 “대통령령으로 정하는 경미한 사항”이란 다음 각 호의 사항을 말한다. <개정 2020. 6. 2.>

1. 고위험병원체의 반입 허가를 받은 자(자연인인 경우로 한정한다)의 성명 · 주소 및 연락처

2. 고위험병원체의 반입 허가를 받은 자(법인인 경우로 한정한다)의 명칭 · 주소 및 연락처와 그 대표자의 성명 및 연락처

3. 고위험병원체 전담관리자의 성명 · 직위 및 연락처

제19조(고위험병원체 인수 장소 지정) 법 제22조제3항에 따라 고위험병원체를 인수하여 이동하려는 자는 질병관리청장이 정하는 장소 중에서 인수 장소를 지정하여야 한다. <개정 2020. 9. 11.>

제19조의2(고위험병원체 취급시설의 설치 · 운영 허가 및 신고) ① 법 제23조제1항에 따른 고위험병원체 취급시설(이하 “고위험병원체 취급시설”이라 한다)의 안전관리 등급의 분류와 허가 또는 신고의 대상이 되는 고위험병원체 취급시설은 별표 1의4와 같다. <개정 2020. 6. 2.>

② 질병관리청장은 고위험병원체 취급시설의 안전관리 등급별로 다음 각 호의 사항에 대한 설치 · 운영의 허가 및 신고수리 기준을 정하여 고시하여야 한다. <개정 2020. 6. 2., 2020. 9. 11.>

1. 고위험병원체 취급시설의 종류

2. 고위험병원체의 검사 · 보유 · 관리 및 이동에 필요한 설비 · 인력 및 안전관리

3. 고위험병원체의 검사 · 보유 · 관리 및 이동의 과정에서 인체에 대한 위해(危害)가 발생하는 것을 방지할 수 있는 시설(이하 “인체

위해방지시설"이라 한다)의 설비ㆍ인력 및 안전관리

③ 법 제23조제2항 및 별표 1의4에 따라 허가대상이 되는 고위험병원체 취급시설을 설치ㆍ운영하려는 자는 보건복지부령으로 정하는 허가신청서에 다음 각 호의 서류를 첨부하여 질병관리청장에게 제출하여야 한다. 〈개정 2020. 9. 11.〉

1. 고위험병원체 취급시설의 설계도서 또는 그 사본
2. 고위험병원체 취급시설의 범위와 그 소유 또는 사용에 관한 권리를 증명하는 서류
3. 인체 위해방지시설의 기본설계도서 또는 그 사본
4. 제2항에 따른 허가기준을 갖추었음을 증명하는 서류

④ 질병관리청장은 제3항에 따른 허가신청서를 제출받은 날부터 60일 이내에 허가 여부를 신청인에게 통지하여야 한다. 이 경우 허가를 하는 때에는 보건복지부령으로 정하는 고위험병원체 취급시설 설치ㆍ운영허가서를 발급하여야 한다. 〈개정 2020. 9. 11.〉

⑤ 법 제23조제2항 및 별표 1의4에 따라 신고대상이 되는 고위험병원체 취급시설을 설치ㆍ운영하려는 자는 보건복지부령으로 정하는 신고서에 다음 각 호의 서류를 첨부하여 질병관리청장에게 제출하여야 한다. 〈개정 2020. 9. 11.〉

1. 제2항에 따른 신고수리 기준을 갖추었음을 증명하는 서류
2. 제3항제1호부터 제3호까지의 서류

⑥ 질병관리청장은 제5항에 따른 신고서를 제출받은 날부터 60일 이내에 신고수리 여부를 신고인에게 통지하여야 한다. 이 경우 신고수리를 하는 때에는 보건복지부령으로 정하는 고위험병원체 취급시설 설치ㆍ운영 신고확인서를 발급하여야 한다. 〈개정 2020. 9. 11.〉

[본조신설 2018. 6. 12.]

제19조의3(고위험병원체 취급시설 변경허가 등) ① 법 제23조제3항 본문에 따라 변경허가를 받으려는 자는 보건복지부령으로 정하는 변경허가신청서에 허가사항의 변경사유와 변경내용을 증명하는 서류를 첨부하여 질병관리청장에게 제출하여야 한다. 〈개정 2020. 9. 11.〉

② 질병관리청장은 제1항에 따른 변경허가신청서를 제출받은 날부터 60일 이내에 변경허가 여부를 신청인에게 통지하여야 한다. 이 경우 변경허가를 하는 때에는 보건복지부령으로 정하는 변경허가서를 발급하여야 한다. 〈개정 2020. 9. 11.〉

③ 법 제23조제3항 단서에서 "대통령령으로 정하는 경미한 사항"이란 다음 각 호의 어느 하나에 해당하는 사항을 말한다.

1. 고위험병원체 취급시설을 설치·운영하는 자(자연인인 경우로 한정한다)의 성명·주소 및 연락처

2. 고위험병원체 취급시설을 설치·운영하는 자(법인인 경우로 한정한다)의 명칭·주소 및 연락처와 그 대표자의 성명·연락처

3. 제19조의6제1항제1호에 따른 고위험병원체 취급시설의 설치·운영 책임자, 고위험병원체의 전담관리자 및 생물안전관리책임자의 성명·연락처

④ 법 제23조제3항 단서에 따라 변경신고를 하려는 자는 보건복지부령으로 정하는 허가사항 변경신고서를 질병관리청장에게 제출하여야 한다. 〈개정 2020. 9. 11.〉

⑤ 질병관리청장은 제4항에 따른 허가사항 변경신고서를 제출받은 때에는 보건복지부령으로 정하는 변경신고확인서를 발급하여야 한다. 〈개정 2020. 9. 11.〉

[본조신설 2018. 6. 12.]

제19조의4(고위험병원체 취급시설 변경신고) ① 법 제23조제4항에 따라 변경신고를 하려는 자는 보건복지부령으로 정하는 변경신고서

를 질병관리청장에게 제출하여야 한다. 〈개정 2020. 9. 11.〉

② 질병관리청장은 제1항에 따른 변경신고서를 제출받은 날부터 60일 이내에 신고수리 여부를 신고인에게 통지해야 한다. 이 경우 신고를 수리하는 때에는 보건복지부령으로 정하는 변경신고확인서를 발급해야 한다. 〈개정 2020. 6. 2., 2020. 9. 11.〉

[본조신설 2018. 6. 12.]

제19조의5(고위험병원체 취급시설의 폐쇄신고 등) ① 법 제23조제5항에 따라 고위험병원체 취급시설의 폐쇄신고를 하려는 자는 보건복지부령으로 정하는 폐쇄신고서에 고위험병원체의 폐기처리를 증명하는 서류를 첨부하여 질병관리청장에게 제출하여야 한다. 〈개정 2020. 9. 11.〉

② 질병관리청장은 제1항에 따른 폐쇄신고서를 제출받은 날부터 10일 이내에 신고수리 여부를 신고인에게 통지하여야 한다. 이 경우 신고를 수리하는 때에는 보건복지부령으로 정하는 폐쇄신고확인서를 발급하여야 한다. 〈개정 2020. 9. 11.〉

③ 법 제23조제5항에 따라 고위험병원체 취급시설을 폐쇄하는 경우 고위험병원체 취급시설의 소독과 고위험병원체에 대한 폐기처리 등 고위험병원체 취급시설의 폐쇄방법과 절차 등은 질병관리청장이 정하여 고시한다. 〈개정 2020. 9. 11.〉

[본조신설 2018. 6. 12.]

제19조의6(고위험병원체 취급시설 설치·운영의 안전관리 준수사항) ① 법 제23조제7항에서 "대통령령으로 정하는 안전관리 준수사항"이란 다음 각 호의 사항을 말한다. 〈개정 2020. 4. 2., 2020. 6. 2.〉

1. 고위험병원체 취급시설의 설치·운영 책임자, 고위험병원체의 전담관리자 및 생물안전관리책임자를 둘 것

2. 고위험병원체의 검사·보유·관리 및 이동과 관련된 안전관리에 대한 사항을 심의하기 위하여 고위험병원체 취급시설에 외부전문가, 생물안전관리책임자 등으로 구성되는 심의기구를 설치·운영할 것

3. 고위험병원체는 보존 단위용기에 고위험병원체의 이름, 관리번호 등 식별번호, 제조일 등 관련 정보를 표기하여 보안 잠금장치가 있는 별도의 보존상자 또는 보존장비에 보존할 것

4. 고위험병원체의 취급구역 및 보존구역에 대한 출입제한 및 고위험병원체의 취급을 확인할 수 있는 보안시스템을 운영할 것

5. 고위험병원체를 불활성화(폐기하지 아니하면서 영구적으로 생존하지 못하게 하는 처리를 말한다)하여 이용하려는 경우에는 제2호에 따른 심의기구의 심의를 거칠 것

6. 제19조의2제2항에 따른 허가 및 신고수리 기준을 준수할 것

② 제1항에서 규정한 사항 외에 안전관리 세부사항 및 제1항제2호에 따른 심의기구의 구성·운영 등의 사항은 질병관리청장이 정하여 고시한다. 〈개정 2020. 9. 11.〉

[본조신설 2018. 6. 12.]

제19조의7(고위험병원체 취급시설 허가 및 신고사항의 자료보완) 질병관리청장은 제19조의2에 따른 고위험병원체 취급시설 설치·운영 허가 또는 신고, 제19조의3에 따른 고위험병원체 취급시설 설치·운영 허가사항의 변경허가 및 변경신고, 제19조의4에 따른 고위험병원체 취급시설의 변경신고 및 제19조의5에 따른 고위험병원체 취급시설의 폐쇄신고를 위하여 제출된 자료의 보완이 필요하다고 판단하는 경우 30일 이내의 기간을 정하여 필요한 자료를 제출하게 할 수 있다. 이 경우 보완에 걸리는 기간은 제19조의2제4항·제6항, 제19조의3제2항 및 제19조의5제2항에 따른 결정기간에 산입하지

아니한다. 〈개정 2020. 9. 11.〉

[본조신설 2018. 6. 12.]

제19조의8(생물테러감염병병원체의 보유에 대한 사후 허가 사항) 법 제23조의3제1항 단서에서 "대통령령으로 정하는 부득이한 사정"이란 같은 항 본문에 따른 생물테러감염병병원체(이하 "생물테러감염병병원체"라 한다)를 분리할 의도가 없는 경우로서 다음 각 호의 어느 하나에 해당하는 경우를 말한다.

1. 감염병환자등의 질병진단과정에서 생물테러감염병병원체가 분리되어 보유하는 경우

2. 동물 또는 식물의 질병진단과정에서 생물테러감염병병원체가 분리되어 보유하는 경우

3. 식품 또는 토양 등 환경검체로부터 생물테러감염병병원체가 분리되어 보유하는 경우

[본조신설 2020. 6. 2.]

제19조의9(생물테러감염병병원체 보유허가의 변경신고 사항) 법 제23조의3제3항 단서에서 "대통령령으로 정하는 경미한 사항"이란 다음 각 호의 사항을 말한다.

1. 생물테러감염병병원체의 보유허가를 받은 자(자연인인 경우로 한정한다)의 성명 · 주소 및 연락처

2. 생물테러감염병병원체의 보유허가를 받은 자(법인인 경우로 한정한다)의 명칭 · 주소 및 연락처와 그 대표자의 성명 및 연락처

3. 고위험병원체 전담관리자의 성명 · 직위 및 연락처

[본조신설 2020. 6. 2.]

제20조(예방접종업무의 위탁) ① 특별자치도지사 또는 시장 · 군수 · 구청장은 법 제24조제2항 및 제25조제2항에 따라 보건소에서 시행하기 어렵거나 보건소를 이용하기 불편한 주민 등에 대한 예방접종

업무를 다음 각 호에 해당하는 의료기관 중에서 특별자치도지사 또는 시장·군수·구청장이 지정하는 의료기관에 위탁할 수 있다. 이 경우 특별자치도지사 또는 시장·군수·구청장은 위탁한 기관을 공고해야 한다. 〈개정 2021. 8. 3.〉

1. 「의료법」 제3조제2항제1호가목에 따른 의원

2. 「의료법」 제3조제2항제3호에 따른 병원급 의료기관(치과병원 및 한방병원은 같은 법 제43조제2항에 따라 의사를 두어 의과 진료과목을 추가로 설치·운영하는 경우로 한정한다)

② 특별자치도지사 또는 시장·군수·구청장은 제1항에 따라 예방접종업무를 위탁할 때에는 다음 각 호의 사항이 포함된 위탁계약서를 작성하여야 한다. 〈신설 2015. 1. 6.〉

1. 예방접종업무의 위탁범위에 관한 사항
2. 위탁계약 기간에 관한 사항
3. 위탁계약 조건에 관한 사항
4. 위탁계약 해지에 관한 사항

③ 제1항에 따라 예방접종업무를 위탁한 경우의 예방접종 비용 산정 및 비용 상환 절차 등에 관하여 필요한 사항은 질병관리청장이 정하여 고시한다. 〈개정 2015. 1. 6., 2020. 9. 11.〉

제20조의2(예방접종 내역의 사전확인) 법 제24조제1항 및 제25조제1항에 따라 예방접종을 하는 보건소장과 법 제24조제2항(법 제25조제2항에서 준용하는 경우를 포함한다)에 따라 예방접종을 위탁받은 의료기관의 장(이하 "보건소장등"이라 한다)은 법 제26조의2제1항 본문에 따라 예방접종을 받으려는 사람 또는 법정대리인에게 다음 각 호의 사항에 대하여 서면으로 동의를 받아야 한다.

1. 예방접종 내역을 확인한다는 사실
2. 예방접종 내역에 대한 확인 방법

[본조신설 2016. 6. 28.]

제21조(예방접종피해조사반의 구성 등) ① 법 제30조제1항에 따른 예방접종피해조사반(이하 이 조에서 "피해조사반"이라 한다)은 감염병 예방접종 후 이상반응의 발생 건수 등을 고려하여 필요한 경우 복수로 설치할 수 있다. 〈신설 2021. 8. 3.〉

② 피해조사반은 10명 이내의 반원으로 구성한다. 〈개정 2021. 8. 3.〉

③ 피해조사반원은 질병관리청장이 소속 공무원이나 다음 각 호의 어느 하나에 해당하는 사람 중에서 임명하거나 위촉한다. 〈개정 2020. 9. 11., 2021. 8. 3.〉

1. 예방접종 및 예방접종 후 이상반응 분야의 전문가

2. 「의료법」 제2조제1항에 따른 의료인

④ 피해조사반은 다음 각 호의 사항을 조사하고, 그 결과를 예방접종피해보상 전문위원회에 보고하여야 한다. 〈개정 2021. 8. 3.〉

1. 제31조제2항에 따라 시·도지사가 제출한 기초조사 결과에 대한 평가 및 보완

2. 법 제72조제1항에서 규정하는 제3자의 고의 또는 과실 유무

3. 그 밖에 예방접종으로 인한 피해보상과 관련하여 예방접종피해보상 전문위원회가 결정하는 사항

⑤ 피해조사반원은 제4항에 따라 피해조사를 하는 경우 보건복지부령으로 정하는 예방접종피해조사반원증을 지니고 관계인에게 보여주어야 한다. 〈개정 2021. 8. 3.〉

⑥ 질병관리청장은 피해조사반원에게 예산의 범위에서 피해조사 활동에 필요한 수당과 여비를 지급할 수 있다. 〈개정 2020. 9. 11., 2021. 8. 3.〉

⑦ 피해조사반의 운영에 관한 세부사항은 예방접종피해보상 전문

위원회의 의결을 거쳐 질병관리청장이 정한다. 〈개정 2020. 9. 11., 2021. 8. 3.〉

제21조의2(예방접종 대상자의 개인정보 등) ① 법 제33조의4제2항 제1호에 따라 질병관리청장이 관련 기관 및 단체에 요청할 수 있는 예방접종 대상자의 인적사항에 관한 자료는 다음 각 호의 구분에 따른다. 〈개정 2018. 6. 12., 2020. 6. 2., 2020. 9. 11., 2021. 8. 3.〉

1. 예방접종 대상자가 국민인 경우: 다음 각 목의 자료

가. 예방접종 대상자의 성명, 주민등록번호, 주소 및 전화번호(휴대전화번호를 포함한다)

나. 예방접종 대상자의 소속에 관한 다음의 자료

1) 「초·중등교육법」 제2조에 따른 소속 학교에 관한 자료

2) 「유아교육법」 제2조제2호에 따른 소속 유치원에 관한 자료

3) 「영유아보육법」 제2조제3호에 따른 소속 어린이집에 관한 자료

4) 「아동복지법」 제3조제10호에 따른 소속 아동복지시설에 관한 자료

다. 그 밖에 예방접종 대상자에 대한 다음의 자료

1) 「장애인복지법」 제32조에 따라 등록된 장애인인지 여부

2) 「다문화가족지원법」 제2조제1호에 따른 다문화가족의 구성원인지 여부

3) 「국민기초생활 보장법」 제2조제2호에 따른 수급자(같은 조 제10호에 따른 차상위계층을 포함한다) 또는 수급자의 자녀인지 여부

2. 예방접종 대상자가 외국인 또는 외국국적동포인 경우: 다음 각

목의 자료

가. 「출입국관리법」 제31조에 따른 외국인등록에 관한 정보

나. 「재외동포의 출입국과 법적 지위에 관한 법률」 제6조에 따른 외국국적동포의 국내거소신고에 관한 정보

3. 그 밖에 예방접종 대상자의 인적사항에 관한 정보로서 예방접종업무의 수행과 관련하여 질병관리청장이 특히 필요하다고 인정하여 고시하는 정보

② 법 제33조의4제2항제3호에 따라 질병관리청장이 예방접종업무를 하는 데 필요한 자료로서 관련 기관 및 단체에 요청할 수 있는 자료는 다음 각 호와 같다. 〈개정 2020. 6. 2., 2020. 9. 11.〉

1. 법 제24조제2항(법 제25조제2항에서 준용하는 경우를 포함한다)에 따라 예방접종업무를 위탁받은 의료기관의 개설정보

2. 예방접종 피해보상 신청내용에 관한 자료

3. 예방접종을 하는 데에 현저히 곤란한 질병이나 질환 또는 감염병의 관리 등에 관한 정보

[본조신설 2016. 6. 28.]

제21조의3(예방접종 정보의 입력) 보건소장등이 예방접종을 실시한 경우에는 법 제33조의4제3항에 따라 같은 조 제1항에 따른 예방접종통합관리시스템(이하 "통합관리시스템"이라 한다)에 다음 각 호의 정보를 지체 없이 입력해야 한다. 〈개정 2020. 6. 2.〉

1. 예방접종을 받은 사람에 대한 다음 각 목의 정보

가. 성명

나. 주민등록번호. 다만, 예방접종을 받은 사람이 외국인이거나 외국국적동포인 경우에는 외국인등록번호 또는 국내거소신고번호를 말한다.

2. 예방접종의 내용에 대한 다음 각 목의 정보

가. 예방접종 명칭

나. 예방접종 차수

다. 예방접종 연월일

라. 예방접종에 사용된 백신의 이름

마. 예진(豫診)의사 및 접종의사의 성명

[본조신설 2016. 6. 28.]

제21조의4(예방접종 내역의 제공 등) ① 질병관리청장은 법 제33조의4제4항 전단에 따라 예방접종 대상 아동 부모에게 자녀의 예방접종 내역을 제공하는 경우에는 통합관리시스템을 활용한 열람의 방법으로 제공한다. 다만, 질병관리청장이 필요하다고 인정하는 경우에는 통합관리시스템을 활용하여 문자전송, 전자메일, 전화, 우편 또는 이에 상응하는 방법으로 제공할 수 있다. 〈개정 2020. 6. 2., 2020. 9. 11.〉

② 질병관리청장은 법 제33조의4제4항 전단에 따라 예방접종증명서를 발급하는 경우에는 질병관리청장이 정하는 바에 따라 통합관리시스템에서 직접 발급하거나 「전자정부법」 제9조제3항에 따른 전자민원창구와 연계하여 발급할 수 있다. 〈개정 2020. 6. 2., 2020. 9. 11.〉

[본조신설 2016. 6. 28.]

제22조(감염병 위기관리대책 수립 절차 등) ① 보건복지부장관 및 질병관리청장은 법 제34조제1항에 따라 감염병 위기관리대책을 수립하기 위하여 관계 행정기관, 지방자치단체 및 「공공기관의 운영에 관한 법률」 제4조에 따른 공공기관 등에 자료의 제출을 요청할 수 있다. 〈개정 2020. 9. 11.〉

② 보건복지부장관 및 질병관리청장은 법 제34조제1항에 따라 수립한 감염병 위기관리대책을 관계 중앙행정기관의 장에게 통보하여

야 한다. 〈개정 2020. 9. 11.〉

제22조의2(감염병위기 시 공개 제외 정보) ① 법 제34조의2제1항에서 "대통령령으로 정하는 정보"란 다음 각 호의 정보를 말한다.

1. 성명

2. 읍·면·동 단위 이하의 거주지 주소

3. 그 밖에 질병관리청장이 감염병별 특성을 고려하여 감염병의 예방과 관계없다고 정하는 정보

② 질병관리청장은 제1항제3호에 따라 감염병의 예방과 관계없는 정보를 정한 경우에는 그 내용을 질병관리청의 인터넷 홈페이지에 게재하고, 시·도지사 및 시장·군수·구청장에게 알려야 한다.

[본조신설 2020. 12. 29.]

제22조의3(감염병관리통합정보시스템) ① 법 제40조의5제2항제1호에서 "「개인정보 보호법」 제24조에 따른 고유식별정보 등 대통령령으로 정하는 개인정보"란 다음 각 호의 구분에 따른 정보를 말한다.

1. 감염병환자등이 대한민국 국민인 경우: 성명, 주민등록번호, 주소, 직업 및 연락처

2. 감염병환자등이 외국인인 경우: 「출입국관리법」 제32조 각 호에 따른 외국인등록사항 및 연락처

3. 감염병환자등이 외국국적동포인 경우: 「재외동포의 출입국과 법적 지위에 관한 법률 시행령」 제7조제1항 각 호에 따른 국내거소 신고사항 및 연락처

② 법 제40조의5제2항제2호에서 "대통령령으로 정하는 자료"란 다음 각 호의 자료를 말한다.

1. 법 제11조부터 제14조까지의 규정에 따른 신고, 보고 및 통보를 통하여 수집된 자료

2. 법 제16조제2항 전단에 따른 감염병의 표본감시 관련 자료

3. 법 제18조제1항 본문에 따른 역학조사의 결과에 관한 정보

4. 법 제76조의2제1항 및 제2항에 따라 수집된 감염병환자등 및 감염병의심자에 관한 정보

5. 의료기관별 다음 각 목의 의료자원 현황에 관한 자료

가. 「의료법」 제2조제1항에 따른 의료인

나. 「약사법」 제2조제4호에 따른 의약품

다. 의료 시설·장비 및 물품

6. 그 밖에 감염병환자등에 대한 예방·관리·치료 업무에 필요한 자료로서 질병관리청장이 정하여 고시하는 자료

③ 법 제40조의5제3항제6호에서 "대통령령으로 정하는 정보시스템"이란 다음 각 호의 정보시스템을 말한다.

1. 「119구조·구급에 관한 법률」 제10조의2제2항제4호에 따른 119구급이송 관련 정보망

2. 「국민건강보험법」 제13조에 따른 국민건강보험공단의 정보시스템

3. 「국민건강보험법」 제62조에 따른 건강보험심사평가원의 정보시스템

4. 「야생생물 보호 및 관리에 관한 법률」 제34조의7제1항에 따른 야생동물의 질병진단 관련 정보를 처리하는 정보시스템

5. 「여권법」 제8조제2항에 따른 여권정보통합관리시스템

6. 「응급의료에 관한 법률」 제15조제1항에 따른 응급의료정보통신망

7. 「초·중등교육법」 제30조의4제1항에 따른 교육정보시스템

8. 「출입국관리법」에 따른 출입국관리정보를 처리하는 정보시스템

9. 그 밖에 질병관리청장이 감염병환자등에 대한 예방·관리·치료 업무를 위해 필요하다고 인정하는 정보시스템

[본조신설 2020. 12. 29.]

제23조(치료 및 격리의 방법 및 절차 등) 법 제41조제1항 및 제2항에 따른 입원치료, 자가(自家)치료 및 시설치료, 법 제42조제2항에 따른 자가격리 및 시설격리의 방법 및 절차 등은 별표 2와 같다. 〈개정 2020. 6. 2., 2020. 10. 13.〉

[제목개정 2020. 6. 2.]

제23조의2(전원등의 방법 및 절차) ① 법 제41조제1항에 따른 감염병관리기관등(이하 "감염병관리기관등"이라 한다)의 장, 감염병관리기관등이 아닌 의료기관의 장 또는 법 제37조제1항제2호에 따라 설치·운영하는 시설(이하 이 조에서 "시설"이라 한다)의 장은 법 제41조제3항 각 호의 어느 하나에 해당하는 경우 관할 특별자치도지사·시장·군수·구청장에게 같은 조 제1항 또는 제2항에 따라 해당 기관에서 치료 중인 사람에 대한 같은 조 제3항에 따른 전원(轉院) 또는 이송(이하 "전원등"이라 한다)의 조치를 요청할 수 있다.

② 특별자치도지사·시장·군수·구청장은 다음 각 호의 어느 하나에 해당하는 경우 관할구역 내에서 전원등의 조치를 할 수 있다.

1. 제1항에 따라 전원등의 조치를 요청받은 경우

2. 법 제41조제3항 각 호의 어느 하나에 해당하는 경우로서 관할구역 내에서 자가치료 중인 사람에 대해 전원등의 조치가 필요하다고 인정되는 경우

③ 시장·군수·구청장은 관할구역 내의 격리병상 및 시설이 부족하여 제2항에 따른 전원등의 조치를 하기 어려울 때에는 해당 시·군·구를 관할하는 시·도지사에게 전원등의 조치를 요청할 수 있다.

④ 시·도지사는 제3항에 따라 전원등의 조치를 요청받은 경우 관할구역 내에서 시·군·구 간 전원등의 조치를 할 수 있다.

⑤ 감염병관리기관등의 장, 감염병관리기관등이 아닌 의료기관의 장, 시설의 장 또는 시·도지사는 다음 각 호의 구분에 따라 보건복지부장관 또는 질병관리청장에게 전원등의 조치를 요청할 수 있다. 〈개정 2020. 12. 29.〉

1. 감염병관리기관등의 장, 감염병관리기관등이 아닌 의료기관의 장 또는 시설의 장: 제1항에도 불구하고 시·도 간 전원등의 조치가 긴급히 필요한 경우

2. 시·도지사: 관할구역 내의 격리병상 및 시설이 부족하여 제4항에 따른 전원등의 조치를 하기 어려운 경우

⑥ 보건복지부장관 또는 질병관리청장은 제5항에 따라 전원등의 조치를 요청받은 경우 시·도 간 전원등의 조치를 할 수 있다. 〈개정 2020. 12. 29.〉

⑦ 특별자치도지사·시장·군수·구청장은 관할구역에 주소를 둔 사람에 대해 제2항, 제4항 또는 제6항에 따라 전원등의 조치가 결정된 때에는 전원등 대상자와 그 보호자에게 입원·격리 장소의 변경 사항을 명시한 입원·격리통지서를 보내야 한다.

⑧ 감염병관리기관등의 장, 감염병관리기관등이 아닌 의료기관의 장 또는 시설의 장은 해당 기관에서 치료 중인 사람이 다른 의료기관 또는 시설로 전원되거나 이송되는 경우에는 해당 의료기관 또는 시설에 의무기록 등 치료에 필요한 정보를 제공해야 한다.

⑨ 제1항부터 제8항까지에서 규정한 사항 외에 전원등에 필요한 사항은 질병관리청장이 정하여 고시한다.

[본조신설 2020. 10. 13.]

[종전 제23조의2는 제23조의3으로 이동 〈2020. 10. 13.〉]

제23조의3(유급휴가 비용 지원 등) ① 법 제41조의2제3항에 따라 사업주에게 주는 유급휴가 지원비용은 질병관리청장이 기획재정부장

관과 협의하여 고시하는 금액에 근로자가 법에 따라 입원 또는 격리된 기간을 곱한 금액으로 한다. 〈개정 2020. 9. 11.〉

② 법 제41조의2제3항에 따라 비용을 지원받으려는 사업주는 보건복지부령으로 정하는 신청서(전자문서로 된 신청서를 포함한다)에 다음 각 호의 서류(전자문서로 된 서류를 포함한다)를 첨부하여 질병관리청장에게 제출하여야 한다. 〈개정 2020. 9. 11.〉

1. 근로자가 입원 또는 격리된 사실과 기간을 확인할 수 있는 서류

2. 재직증명서 등 근로자가 계속 재직하고 있는 사실을 증명하는 서류

3. 보수명세서 등 근로자에게 유급휴가를 준 사실을 증명하는 서류

4. 그 밖에 질병관리청장이 유급휴가 비용지원을 위하여 특히 필요하다고 인정하는 서류

③ 질병관리청장은 제2항에 따른 신청서를 제출받은 경우에는 「전자정부법」 제36조제1항에 따라 행정정보의 공동이용을 통하여 사업자등록증을 확인하여야 한다. 다만, 사업주가 확인에 동의하지 아니하는 경우에는 그 서류를 첨부하도록 하여야 한다. 〈개정 2020. 9. 11.〉

④ 질병관리청장은 제2항에 따른 신청서를 제출받은 경우에는 유급휴가 비용지원 여부와 지원금액을 결정한 후 해당 사업주에게 서면으로 알려야 한다. 〈개정 2020. 9. 11.〉

⑤ 제2항부터 제4항까지에서 규정한 사항 외에 유급휴가 비용지원의 신청절차 및 결과통보 등에 필요한 사항은 보건복지부령으로 정한다.

[본조신설 2016. 6. 28.]

[제23조의2에서 이동, 종전 제23조의3은 제23조의4로 이동 〈2020. 10. 13.〉]

제23조의4(감염병환자등의 격리 등을 위한 감염병관리기관의 지정) ① 법 제42조제4항 및 제7항에 따라 감염병환자등에 대한 조사·진찰을 하거나 격리·치료 등을 하는 감염병관리기관으로 지정받을 수 있는 기관은 법 제36조제1항 및 제2항에 따라 지정받은 감염병관리기관(이하 "감염병관리기관"이라 한다)으로서 감염병환자등을 위한 1인 병실[전실(前室) 및 음압시설(陰壓施設)을 갖춘 병실을 말한다]을 설치한 감염병관리기관으로 한다. 〈개정 2020. 4. 2., 2020. 6. 2.〉

② 질병관리청장, 시·도지사 또는 시장·군수·구청장은 법 제42조제11항에 따라 조사·진찰·격리·치료를 하는 감염병관리기관을 지정하는 경우에는 법 제39조의2에 따른 감염병관리시설에 대한 평가 결과를 고려하여야 한다. 〈개정 2020. 4. 2., 2020. 9. 11.〉

③ 질병관리청장, 시·도지사 또는 시장·군수·구청장은 법 제42조제11항에 따라 조사·진찰·격리·치료를 하는 감염병관리기관을 지정한 경우에는 질병관리청장이 정하는 바에 따라 지정서를 발급하여야 한다. 〈개정 2020. 4. 2., 2020. 9. 11.〉

[본조신설 2016. 6. 28.]

[제23조의3에서 이동 〈2020. 10. 13.〉]

제24조(소독을 해야 하는 시설) 법 제51조제3항에 따라 감염병 예방에 필요한 소독을 해야 하는 시설은 다음 각 호와 같다. 〈개정 2011. 12. 8., 2014. 7. 7., 2015. 1. 6., 2016. 1. 19., 2016. 6. 28., 2016. 8. 11., 2017. 3. 29., 2020. 6. 2., 2021. 6. 8.〉

1. 「공중위생관리법」에 따른 숙박업소(객실 수 20실 이상인 경우만 해당한다), 「관광진흥법」에 따른 관광숙박업소

2. 「식품위생법 시행령」 제21조제8호(마목은 제외한다)에 따른 식품접객업 업소(이하 "식품접객업소"라 한다) 중 연면적 300제곱미터 이상의 업소

3. 「여객자동차 운수사업법」에 따른 시내버스 · 농어촌버스 · 마을버스 · 시외버스 · 전세버스 · 장의자동차, 「항공안전법」에 따른 항공기 및 「공항시설법」에 따른 공항시설, 「해운법」에 따른 여객선, 「항만법」에 따른 연면적 300제곱미터 이상의 대합실, 「철도사업법」 및 「도시철도법」에 따른 여객운송 철도차량과 역사(驛舍) 및 역 시설

4. 「유통산업발전법」에 따른 대형마트, 전문점, 백화점, 쇼핑센터, 복합쇼핑몰, 그 밖의 대규모 점포와 「전통시장 및 상점가 육성을 위한 특별법」에 따른 전통시장

5. 「의료법」 제3조제2항제3호에 따른 병원급 의료기관

6. 「식품위생법」 제2조제12호에 따른 집단급식소(한 번에 100명 이상에게 계속적으로 식사를 공급하는 경우만 해당한다)

6의2. 「식품위생법 시행령」 제21조제8호마목에 따른 위탁급식영업을 하는 식품접객업소 중 연면적 300제곱미터 이상의 업소

7. 「건축법 시행령」 별표 1 제2호라목에 따른 기숙사

7의2. 「화재예방, 소방시설 설치 · 유지 및 안전관리에 관한 법률 시행령」 별표 2 제8호가목에 따른 합숙소(50명 이상을 수용할 수 있는 경우만 해당한다)

8. 「공연법」에 따른 공연장(객석 수 300석 이상인 경우만 해당한다)

9. 「초 · 중등교육법」 제2조 및 「고등교육법」 제2조에 따른 학교

10. 「학원의 설립 · 운영 및 과외교습에 관한 법률」에 따른 연면적 1천제곱미터 이상의 학원

11. 연면적 2천제곱미터 이상의 사무실용 건축물 및 복합용도의

건축물

12. 「영유아보육법」에 따른 어린이집 및 「유아교육법」에 따른 유치원(50명 이상을 수용하는 어린이집 및 유치원만 해당한다)

13. 「공동주택관리법」에 따른 공동주택(300세대 이상인 경우만 해당한다)

[제목개정 2020. 6. 2.]

제25조(방역관의 자격 및 직무 등) ① 법 제60조제1항에 따른 방역관은 감염병 관련 분야의 경험이 풍부한 4급 이상 공무원 중에서 임명한다. 다만, 시·군·구 소속 방역관은 감염병 관련 분야의 경험이 풍부한 5급 이상 공무원 중에서 임명할 수 있다. 〈개정 2016. 1. 6.〉

② 법 제60조제3항에 따른 조치권한 외에 방역관이 가지는 감염병 발생지역의 현장에 대한 조치권한은 다음 각 호와 같다. 〈개정 2016. 1. 6., 2020. 6. 2.〉

1. 감염병의심자를 적당한 장소에 일정한 기간 입원조치 또는 격리조치

2. 감염병병원체에 오염된 장소 또는 건물에 대한 소독이나 그 밖에 필요한 조치

3. 일정한 장소에서 세탁하는 것을 막거나 오물을 일정한 장소에서 처리하도록 명하는 조치

4. 인수공통감염병 예방을 위하여 살처분에 참여한 사람 또는 인수공통감염병에 노출된 사람 등에 대한 예방조치

③ 삭제 〈2016. 1. 6.〉

제26조(역학조사관의 자격 및 직무 등) ① 삭제 〈2016. 1. 6.〉

② 역학조사관은 다음 각 호의 업무를 담당한다.

1. 역학조사 계획 수립

2. 역학조사 수행 및 결과 분석

3. 역학조사 실시 기준 및 방법의 개발

4. 역학조사 기술지도

5. 역학조사 교육훈련

6. 감염병에 대한 역학적인 연구

③ 삭제 〈2016. 1. 6.〉

④ 질병관리청장, 시·도지사 및 시장·군수·구청장은 역학조사관에게 예산의 범위에서 연구비와 여비를 지급할 수 있다. 〈개정 2020. 9. 11., 2020. 10. 13.〉

제26조의2(의료인에 대한 방역업무 종사명령) ① 질병관리청장 또는 시·도지사는 법 제60조의3제1항에 따라 방역업무 종사명령을 하는 경우에는 방역업무 종사명령서를 발급하여야 한다. 이 경우 해당 명령서에는 방역업무 종사기관, 종사기간 및 종사업무 등이 포함되어야 한다. 〈개정 2020. 9. 11.〉

② 법 제60조의3제1항에 따른 방역업무 종사기간은 30일 이내로 한다. 다만, 본인이 사전에 서면으로 동의하는 경우에는 그 기간을 달리 정할 수 있다.

③ 질병관리청장 또는 시·도지사는 제2항에 따른 방역업무 종사기간을 연장하는 경우에는 해당 종사기간이 만료되기 전에 본인의 동의를 받아야 한다. 이 경우 그 연장기간은 30일을 초과할 수 없되, 본인이 동의하는 경우에는 그 연장기간을 달리 정할 수 있다. 〈개정 2020. 9. 11.〉

④ 질병관리청장 또는 시·도지사는 제3항에 따라 방역업무 종사기간을 연장하는 경우에는 방역업무 종사명령서를 새로 발급하여야 한다. 〈개정 2020. 9. 11.〉

[본조신설 2016. 6. 28.]

제26조의3(방역관 등의 임명) ① 질병관리청장, 시·도지사 또는 시장·군수·구청장은 법 제60조의3제2항에 따라 방역관을 임명하는 경우에는 임명장을 발급해야 한다. 이 경우 해당 임명장에는 직무수행기간이 포함되어야 한다. 〈개정 2020. 6. 2., 2020. 9. 11., 2020. 12. 29.〉

② 질병관리청장, 시·도지사 또는 시장·군수·구청장은 법 제60조의3제3항에 따라 역학조사관을 임명하는 때에는 임명장을 발급해야 한다. 이 경우 해당 임명장에는 직무수행기간이 포함되어야 한다. 〈신설 2020. 6. 2., 2020. 9. 11.〉

③ 방역관 또는 역학조사관의 직무수행기간, 직무수행기간 연장 및 직무수행기간 연장에 따른 임명장의 발급 등에 관하여는 제26조의2제2항부터 제4항까지의 규정을 준용한다. 〈개정 2020. 6. 2.〉

[본조신설 2016. 6. 28.]

제27조(시·도의 보조 비율) 법 제66조에 따른 시·도(특별자치도는 제외한다)의 경비 보조액은 시·군·구가 부담하는 금액의 3분의 2로 한다.

제28조(손실보상의 대상 및 범위 등) ① 법 제70조제1항에 따른 손실보상의 대상 및 범위는 별표 2의2와 같다.

② 법 제70조의2제1항에 따른 손실보상심의위원회(이하 "심의위원회"라 한다)는 법 제70조제1항에 따라 손실보상액을 산정하기 위하여 필요한 경우에는 관계 분야의 전문기관이나 전문가로 하여금 손실 항목에 대한 감정, 평가 또는 조사 등을 하게 할 수 있다.

③ 심의위원회는 법 제70조제1항제1호부터 제3호까지의 손실에 대하여 보상금을 산정하는 경우에는 해당 의료기관의 연평균수입 및 영업이익 등을 고려하여야 한다.

[전문개정 2016. 6. 28.]

제28조의2(손실보상금의 지급제외 및 감액기준) ① 법 제70조제3항에 따라 법 또는 관련 법령에 따른 조치의무를 위반하여 손실보상금을 지급하지 않거나 손실보상금을 감액하여 지급할 수 있는 위반행위의 종류는 다음 각 호와 같다. 〈개정 2020. 12. 29.〉

1. 법 제11조에 따른 보고·신고를 게을리하거나 방해한 경우 또는 거짓으로 보고·신고한 경우

2. 법 제12조에 따른 신고의무를 게을리하거나 같은 조 제1항 각 호에 따른 신고의무자의 신고를 방해한 경우

3. 법 제18조제3항에 따른 역학조사 시 금지행위를 한 경우

4. 법 제36조제3항 또는 제37조제2항에 따른 감염병관리시설을 설치하지 않은 경우

5. 법 제60조제4항에 따른 협조의무를 위반한 경우

6. 「의료법」 제59조제1항에 따른 지도와 명령을 위반한 경우

7. 그 밖에 법령상의 조치의무로서 보건복지부장관이 특히 중요하다고 인정하여 고시하는 조치의무를 위반한 경우

② 법 제70조제3항에 따라 손실보상금을 지급하지 아니하거나 감액을 하는 경우에는 제1항 각 호의 위반행위가 그 손실의 발생 또는 확대에 직접적으로 관련되는지 여부와 중대한 원인인지의 여부를 기준으로 한다.

③ 심의위원회는 제2항에 따라 제1항 각 호의 위반행위와 손실발생 또는 손실 확대와의 인과관계를 인정하는 경우에는 해당 위반행위의 동기, 경위, 성격 및 유형 등을 종합적으로 고려하여야 한다.

④ 제2항 및 제3항에 따른 손실보상금 지급제외 및 감액기준 등에 필요한 세부사항은 보건복지부장관이 정하여 고시한다.

[본조신설 2016. 6. 28.]

第28조의3(손실보상심의위원회의 구성 및 운영) ① 보건복지부에 두는 심의위원회의 위원은 보건복지부장관이 성별을 고려하여 다음 각 호의 사람 중에서 임명하거나 위촉한다.

1. 「의료법」에 따라 설립된 의료인 단체 및 의료기관 단체와 「약사법」에 따라 설립된 대한약사회 및 대한한약사회에서 추천하는 사람

2. 「비영리민간단체 지원법」에 따른 비영리민간단체로서 보건의료분야와 밀접한 관련이 있다고 보건복지부장관이 인정하는 단체에서 추천하는 사람

3. 「국민건강보험법」에 따른 국민건강보험공단의 이사장 또는 건강보험심사평가원의 원장이 추천하는 사람

4. 「고등교육법」에 따른 대학의 보건의료 관련 학과에서 부교수 이상 또는 이에 상당하는 직위에 재직 중이거나 재직하였던 사람

5. 감염병 예방 및 관리에 관한 전문지식과 경험이 풍부한 사람

6. 손실보상에 관한 전문지식과 경험이 풍부한 사람

7. 보건의료 정책을 담당하는 고위공무원단에 속하는 공무원

② 제1항제1호부터 제6호까지의 규정에 따른 위촉위원의 임기는 3년으로 한다. 다만, 위원의 해촉(解囑) 등으로 인하여 새로 위촉된 위원의 임기는 전임 위원 임기의 남은 기간으로 한다.

③ 보건복지부장관은 제1항에 따른 심의위원회의 위촉위원이 다음 각 호의 어느 하나에 해당하는 경우에는 해당 위촉위원을 해촉할 수 있다.

1. 심신장애로 인하여 직무를 수행할 수 없게 된 경우

2. 직무와 관련된 비위사실이 있는 경우

3. 직무태만, 품위손상이나 그 밖의 사유로 인하여 위원으로 적합하지 아니하다고 인정되는 경우

4. 위원 스스로 직무를 수행하는 것이 곤란하다고 의사를 밝히는 경우

④ 제1항에 따른 심의위원회의 위원장은 심의위원회를 대표하고, 심의위원회의 업무를 총괄한다.

⑤ 제1항에 따른 심의위원회의 회의는 재적위원 과반수의 요구가 있거나 심의위원회의 위원장이 필요하다고 인정할 때에 소집하고, 심의위원회의 위원장이 그 의장이 된다.

⑥ 제1항에 따른 심의위원회의 회의는 재적위원 과반수의 출석으로 개의(開議)하고, 출석위원 과반수의 찬성으로 의결한다.

⑦ 제1항에 따른 심의위원회는 업무를 효율적으로 수행하기 위하여 심의위원회에 관계 분야의 전문가로 구성되는 전문위원회를 둘 수 있다.

⑧ 제1항부터 제7항까지에서 규정한 사항 외에 제1항에 따른 심의위원회 및 전문위원회의 구성·운영 등에 필요한 사항은 심의위원회의 의결을 거쳐 심의위원회의 위원장이 정한다.

⑨ 법 제70조의2제1항에 따라 시·도에 두는 심의위원회의 구성·운영 등에 관하여는 제1항부터 제8항까지를 준용한다. 이 경우 "보건복지부장관"은 "시·도지사"로 본다.

[본조신설 2016. 6. 28.]

제28조의4(의료인 또는 의료기관 개설자 등에 대한 지원 등) ① 질병관리청장, 시·도지사 또는 시장·군수·구청장은 법 제70조의3제1항에 따라 감염병의 발생 감시, 예방·관리 또는 역학조사업무에 조력한 의료인, 의료기관 개설자 또는 약사에게 수당 및 여비 등의 비용을 지원할 수 있다. 〈개정 2020. 9. 11., 2021. 6. 8.〉

② 제1항에 따른 지원을 받으려는 자는 감염병의 발생 감시, 예방·관리 및 역학조사업무에 조력한 사실을 증명하는 자료를 첨부하여

질병관리청장, 시·도지사 또는 시장·군수·구청장에게 신청하여야 한다. 〈개정 2020. 9. 11.〉

③ 제2항에 따른 지원 신청을 받은 질병관리청장, 시·도지사 또는 시장·군수·구청장은 지원여부, 지원항목 및 지원금액 등을 결정하고, 그 사실을 신청인에게 알려야 한다. 〈개정 2020. 9. 11.〉

[본조신설 2016. 6. 28.]

[제목개정 2021. 6. 8.]

제28조의5(감염병환자등에 대한 생활지원 등) 질병관리청장, 시·도지사 또는 시장·군수·구청장은 법 제70조의4제1항에 따라 다음 각 호의 지원을 할 수 있다. 다만, 법 제41조의2제1항에 따라 유급휴가를 받은 경우에는 제2호에 따른 지원을 하지 아니한다. 〈개정 2020. 9. 11.〉

1. 치료비 및 입원비: 본인이 부담하는 치료비 및 입원비. 다만, 「국민건강보험법」에 따른 요양급여의 대상에서 제외되는 비용 등 질병관리청장이 정하는 비용은 제외한다.

2. 생활지원비: 질병관리청장이 기획재정부장관과 협의하여 고시하는 금액

[본조신설 2016. 6. 28.]

제28조의6(심리지원의 대상 등) ① 법 제70조의6제1항에 따라 「정신건강증진 및 정신질환자 복지서비스 지원에 관한 법률」 제15조의2제1항에 따른 심리지원(이하 "심리지원"이라 한다)을 받을 수 있는 현장대응인력의 범위는 다음 각 호와 같다.

1. 법 제49조제1항제12호에 따라 감염병 유행기간 중 동원된 의료업자 및 의료관계요원

2. 법 제60조제1항 및 제60조의3제2항에 따른 방역관

3. 법 제60조의2제1항·제2항 및 제60조의3제3항에 따른 역학조

사관

4. 그 밖에 감염병의 예방 또는 관리 업무를 담당하는 사람으로서 심리지원을 받을 필요가 있다고 보건복지부장관이 인정하는 사람

② 보건복지부장관, 시·도지사 또는 시장·군수·구청장은 법 제70조의6제2항에 따라 심리지원에 관한 권한 또는 업무를 다음 각 호의 기관에 위임하거나 위탁할 수 있다.

1. 「정신건강증진 및 정신질환자 복지서비스 지원에 관한 법률」 제3조제3호에 따른 정신건강복지센터

2. 「정신건강증진 및 정신질환자 복지서비스 지원에 관한 법률」 제3조제5호에 따른 정신의료기관

3. 「정신건강증진 및 정신질환자 복지서비스 지원에 관한 법률」 제15조의2에 따른 국가트라우마센터

4. 그 밖에 보건복지부장관이 심리지원에 관한 전문성이 있다고 인정하는 기관

③ 보건복지부장관, 시·도지사 또는 시장·군수·구청장은 제2항에 따라 심리지원에 관한 권한 또는 업무를 위임하거나 위탁한 경우에는 다음 각 호의 사항을 고시해야 한다.

1. 위임받거나 위탁받은 기관

2. 위임 또는 위탁한 내용.

[본조신설 2020. 12. 29.]

제29조(예방접종 등에 따른 피해의 보상 기준) 법 제71조제1항에 따라 보상하는 보상금의 지급 기준 및 신청기한은 다음 각 호의 구분과 같다. 〈개정 2015. 1. 6., 2017. 5. 29., 2018. 9. 18., 2019. 7. 9., 2020. 6. 2., 2020. 9. 11.〉

1. 진료비

가. 지급 기준: 예방접종피해로 발생한 질병의 진료비 중 「국민

건강보험법」에 따라 보험자가 부담하거나 지급한 금액을 제외한 잔액 또는 「의료급여법」에 따라 의료급여기금이 부담한 금액을 제외한 잔액. 다만, 제3호에 따른 일시보상금을 지급받은 경우에는 진료비를 지급하지 않는다.

나. 신청기한: 해당 예방접종피해가 발생한 날부터 5년 이내

2. 간병비: 입원진료의 경우에 한정하여 1일당 5만원

3. 장애인이 된 사람에 대한 일시보상금

가. 지급 기준

1) 「장애인복지법」에 따른 장애인 중 장애의 정도가 심한 장애인: 사망한 사람에 대한 일시보상금의 100분의 100

2) 「장애인복지법」에 따른 장애인 중 장애의 정도가 심하지 않은 장애인: 사망한 사람에 대한 일시보상금의 100분의 55

3) 1) 및 2) 외의 장애인으로서 「국민연금법」, 「공무원연금법」, 「공무원 재해보상법」 및 「산업재해보상보험법」 등 질병관리청장이 정하여 고시하는 법률에서 정한 장애 등급이나 장해 등급에 해당하는 장애인: 사망한 사람에 대한 일시보상금의 100분의 20 범위에서 해당 장애 등급이나 장해 등급의 기준별로 질병관리청장이 정하여 고시하는 금액

나. 신청기한: 장애진단을 받은 날부터 5년 이내

4. 사망한 사람에 대한 일시보상금

가. 지급 기준: 사망 당시의 「최저임금법」에 따른 월 최저임금액에 240을 곱한 금액에 상당하는 금액

나. 신청기한: 사망한 날부터 5년 이내

5. 장제비: 30만원

제30조(예방접종 등에 따른 피해의 보상대상자) ① 법 제71조제1항에 따라 보상을 받을 수 있는 사람은 다음 각 호의 구분에 따른다.

1. 법 제71조제1항제1호 및 제2호의 경우: 본인

2. 법 제71조제1항제3호의 경우: 유족 중 우선순위자

② 법 제71조제1항제3호에서 "대통령령으로 정하는 유족"이란 배우자(사실상 혼인관계에 있는 사람을 포함한다), 자녀, 부모, 손자·손녀, 조부모, 형제자매를 말한다.

③ 유족의 순위는 제2항에 열거한 순위에 따르되, 행방불명 등으로 지급이 어려운 사람은 제외하며, 우선순위의 유족이 2명 이상일 때에는 사망한 사람에 대한 일시보상금을 균등하게 배분한다.

제31조(예방접종 등에 따른 피해의 보상 절차) ① 법 제71조제1항에 따라 보상을 받으려는 사람은 보건복지부령으로 정하는 바에 따라 보상청구서에 피해에 관한 증명서류를 첨부하여 관할 특별자치도지사 또는 시장·군수·구청장에게 제출하여야 한다.

② 시장·군수·구청장은 제1항에 따라 받은 서류(이하 "피해보상청구서류"라 한다)를 시·도지사에게 제출하고, 피해보상청구서류를 받은 시·도지사와 제1항에 따라 피해보상청구서류를 받은 특별자치도지사는 지체 없이 예방접종으로 인한 피해에 관한 기초조사를 한 후 피해보상청구서류에 기초조사 결과 및 의견서를 첨부하여 질병관리청장에게 제출하여야 한다. 〈개정 2020. 9. 11.〉

③ 질병관리청장은 예방접종피해보상 전문위원회의 의견을 들어 보상 여부를 결정한 후 그 사실을 시·도지사에게 통보하고, 시·도지사(특별자치도지사는 제외한다)는 시장·군수·구청장에게 통보하여야 한다. 이 경우 통보를 받은 특별자치도지사 또는 시장·군수·구청장은 제1항에 따라 보상을 받으려는 사람에게 결정 내용을 통보하여야 한다. 〈개정 2015. 1. 6., 2020. 9. 11.〉

④ 질병관리청장은 제3항에 따라 보상을 하기로 결정한 사람에 대하여 제29조의 보상 기준에 따른 보상금을 지급한다. 〈개정

2020. 9. 11.〉

⑤ 이 영에서 규정한 사항 외에 예방접종으로 인한 피해보상 심의의 절차 및 방법에 관하여 필요한 사항은 질병관리청장이 정한다. 〈개정 2020. 9. 11.〉

제32조(권한의 위임 및 업무의 위탁) ① 보건복지부장관은 법 제76조제1항에 따라 법 제8조의2제1항ㆍ제3항 및 이 영 제1조의3에 따른 중앙감염병병원의 운영 및 지원에 관한 권한을 질병관리청장에게 위임한다. 〈개정 2020. 9. 11.〉

② 보건복지부장관은 법 제76조제1항에 따라 법 제70조에 따른 업무를 다음 각 호의 어느 하나에 해당하는 자에게 위탁할 수 있다. 〈신설 2015. 1. 6., 2016. 1. 6., 2020. 6. 2., 2020. 9. 11., 2020. 10. 13.〉

1. 「고등교육법」 제2조에 따른 학교
2. 「공공기관의 운영에 관한 법률」 제4조에 따른 공공기관
3. 「민법」 또는 다른 법률에 따라 설립된 비영리법인으로서 감염병의 예방 및 관리와 관련된 업무를 수행하는 법인
4. 「정부출연연구기관 등의 설립ㆍ운영 및 육성에 관한 법률」에 따른 정부출연연구기관
5. 그 밖에 감염병의 예방 및 관리 업무에 전문성이 있다고 보건복지부장관이 인정하는 기관 또는 단체

③ 질병관리청장은 법 제76조제2항에 따라 법 제4조제2항제4호부터 제9호까지ㆍ제14호부터 제17호까지, 제16조의2제2항, 제41조제3항, 제41조의2제3항, 제70조의4제1항 및 제71조제2항ㆍ제3항에 따른 업무의 전부 또는 일부를 다음 각 호의 어느 하나에 해당하는 자에게 위탁할 수 있다. 〈신설 2020. 10. 13., 2021. 8. 3.〉

1. 「고등교육법」 제2조에 따른 학교

2. 「공공기관의 운영에 관한 법률」 제4조에 따른 공공기관

3. 「민법」 또는 다른 법률에 따라 설립된 비영리법인으로서 감염병의 예방 및 관리와 관련된 업무를 수행하는 법인

4. 「정부출연연구기관 등의 설립·운영 및 육성에 관한 법률」에 따른 정부출연연구기관

5. 그 밖에 질병관리청장이 감염병의 예방 및 관리 업무에 전문성이 있다고 인정하는 기관 또는 단체

④ 보건복지부장관 및 질병관리청장은 제2항 및 제3항에 따라 업무를 위탁하는 경우 위탁받는 기관 및 위탁업무의 내용을 고시해야 한다. 〈신설 2015. 1. 6., 2020. 9. 11., 2020. 10. 13.〉

[제목개정 2015. 1. 6.]

제32조의2(제공 요청할 수 있는 정보) 법 제76조의2제1항제4호에서 "대통령령으로 정하는 정보"란 다음 각 호의 정보를 말한다.

1. 「여신전문금융업법」 제2조제3호·제6호 및 제8호에 따른 신용카드·직불카드·선불카드 사용명세

2. 「대중교통의 육성 및 이용촉진에 관한 법률」 제10조의2제1항에 따른 교통카드 사용명세

3. 「개인정보 보호법」 제2조제7호에 따른 영상정보처리기기를 통하여 수집된 영상정보

[본조신설 2016. 1. 6.]

[종전 제32조의2는 제32조의3으로 이동 〈2016. 1. 6.〉]

제32조의3(민감정보 및 고유식별정보의 처리) ① 국가 및 지방자치단체(해당 업무가 위탁된 경우에는 해당 업무를 위탁받은 자를 포함한다)는 다음 각 호의 사무를 수행하기 위하여 불가피한 경우 「개인정보 보호법」 제23조에 따른 건강에 관한 정보, 같은 법 시행령 제19조제1호, 제2호 또는 제4호에 따른 주민등록번호, 여권번호 또는

외국인등록번호가 포함된 자료를 처리할 수 있다. <개정 2020. 6. 2., 2021. 6. 8., 2021. 8. 3.>

1. 법 제4조제2항제2호에 따른 감염병환자등의 진료 및 보호 사업에 관한 사무

2. 법 제4조제2항제8호에 따른 감염병 예방 및 관리 등을 위한 전문인력 양성 사업에 관한 사무

3. 법 제4조제2항제9호에 따른 감염병 관리정보 교류 등을 위한 국제협력 사업에 관한 사무

② 보건복지부장관, 질병관리청장, 시·도지사, 시장·군수·구청장(해당 업무가 위탁된 경우에는 해당 업무를 위탁받은 자를 포함한다), 보건소장 또는 법 제16조제1항에 따라 지정받은 감염병 표본감시기관은 다음 각 호의 사무를 수행하기 위하여 불가피한 경우 제1항 각 호 외의 부분에 따른 개인정보가 포함된 자료를 처리할 수 있다. <개정 2016. 6. 28., 2020. 6. 2., 2020. 9. 11., 2020. 12. 29., 2021. 8. 3.>

1. 법 제11조부터 제13조까지 및 제15조에 따른 감염병환자등의 신고·보고·파악 및 관리에 관한 사무

2. 법 제16조에 따른 감염병 표본감시 등에 관한 사무

3. 법 제17조에 따른 실태조사에 관한 사무

4. 법 제18조에 따른 역학조사에 관한 사무

5. 법 제19조에 따른 건강진단에 관한 사무

6. 법 제20조에 따른 해부명령에 관한 사무

7. 법 제21조부터 제23조까지의 규정에 따른 고위험병원체에 관한 사무

8. 법 제24조, 제25조, 제26조의2, 제27조부터 제32조까지 및 제33조의4에 따른 예방접종에 관한 사무

9. 법 제36조 및 제37조에 따른 감염병관리기관 지정, 감염병관리시설, 격리소, 요양소 및 진료소의 설치 · 운영에 관한 사무

9의2. 법 제40조의5에 따른 감염병관리통합정보시스템의 구축 · 운영에 관한 사무

10. 법 제41조, 제41조의2, 제42조, 제43조, 제45조부터 제47조까지, 제49조, 제50조 및 제76조의2에 따른 감염병환자등 · 감염병의심자의 관리 및 감염병의 방역 · 예방 조치에 관한 사무

11. 법 제52조 및 제53조에 따른 소독업의 신고에 관한 사무

12. 법 제55조에 따른 소독업자 등에 관한 교육에 관한 사무

13. 법 제70조부터 제72조까지의 규정에 따른 손실보상 및 예방접종 등에 따른 피해의 국가보상에 관한 사무

[본조신설 2014. 8. 6.]

[제32조의2에서 이동 〈2016. 1. 6.〉]

제33조(과태료의 부과) 법 제83조제1항부터 제4항까지의 규정에 따른 과태료의 부과기준은 별표 3과 같다. 〈개정 2018. 6. 12., 2020. 10. 13.〉

[전문개정 2016. 1. 6.]

부칙 〈제22564호, 2010. 12. 29.〉

제1조(시행일) 이 영은 2010년 12월 30일부터 시행한다. 다만, 부칙 제7조제11항은 2011년 1월 1일부터 시행한다.

제2조(간병비 보상기준에 관한 적용례) 제29조제2호의 개정규정은 이 영 시행 후 최초로 지급하는 간병비부터 적용한다.

제3조(예방접종업무의 수탁기관에 관한 경과조치) 이 영 시행 당시 종전의 「전염병예방법 시행령」에 따라 예방접종업무를 위탁받은 기관은 제20조제1항의 개정규정에 따라 예방접종업무를 위탁받은 기

관으로 본다.

제4조(방역관의 직명에 관한 경과조치) 이 영 시행 당시 종전의 「전염병예방법 시행령」에 따른 방역사 및 방역관은 제25조의 개정규정에 따른 방역관으로 본다.

제5조(역학조사관의 자격에 관한 경과조치) 이 영 시행 당시 종전의 「전염병예방법 시행령」에 따른 역학조사관은 제26조제1항의 개정규정에 따른 역학조사관의 자격을 갖춘 것으로 본다.

제6조(과태료에 관한 경과조치) ① 이 영 시행 전의 위반행위에 대한 과태료 부과처분은 별표 3의 개정규정 중 1차 위반행위의 과태료 부과기준에 따른다.

② 이 영 시행 전의 위반행위로 받은 과태료 부과처분은 별표 3의 개정규정에 따른 위반행위의 횟수 산정에 포함하지 아니한다.

제7조(다른 법령의 개정) ① 공중보건장학을위한특례법시행령 일부를 다음과 같이 개정한다.

제2조제3호 중 "전염병질환"을 "감염병질환"으로 한다.

② 국가공무원 복무규정 일부를 다음과 같이 개정한다.

제18조제1항제2호 중 "전염병"을 "감염병"으로 한다.

③ 국가통합교통체계효율화법 시행령 일부를 다음과 같이 개정한다.

제23조제3호 중 "전염병"을 "감염병"으로 한다.

④ 국고금관리법 시행령 일부를 다음과 같이 개정한다.

제42조제11호 중 "전염병예방"을 "감염병예방"으로 한다.

⑤ 군수품관리법 시행령 일부를 다음과 같이 개정한다.

제29조 중 "전염병예방"을 "감염병예방"으로 한다.

⑥ 군에서의 형의 집행 및 군수용자의 처우에 관한 법률 시행령 일부를 다음과 같이 개정한다.

제14조제4항 전단 중 “전염병(「전염병예방법」 제2조제1호에 따른 전염병을 말한다. 이하 같다)"을 "감염병(「감염병의 예방 및 관리에 관한 법률」 제2조제2호에 따른 감염병을 말한다. 이하 같다)”으로 하고, 같은 조 제5항 중 “전염병”을 “감염병”으로 한다.
제50조의 제목 "(전염병에 관한 조치)“를 ”(감염병에 관한 조치)“로 하고, 같은 조 제1항부터 제4항까지 중 ”전염병“을 각각 ”감염병"으로 한다.

⑦ 노인장기요양보험법 시행령 일부를 다음과 같이 개정한다.
제12조제2항제1호를 다음과 같이 한다.

1. 「감염병의 예방 및 관리에 관한 법률」에 따른 감염병환자로서 감염의 위험성이 있는 경우

⑧ 모자보건법 시행령 일부를 다음과 같이 개정한다.
제13조제1항제4호 중 “「전염병예방법」 제11조제1항”을 “「감염병의 예방 및 관리에 관한 법률」 제24조제1항”으로 한다.
제16조의2제1호를 다음과 같이 하고, 같은 조 제2호 중 “전염병”을 “감염병”으로 한다.

2. 「감염병의 예방 및 관리에 관한 법률」 제2조에 따른 감염병이 있는 사람

⑨ 민방위기본법 시행령 일부를 다음과 같이 개정한다.
제12조제1항제1호바목 중 “전염병”을 “감염병”으로 한다.

⑩ 보호소년 등의 처우에 관한 법률 시행령 일부를 다음과 같이 개정한다.
제45조의 제목 "(전염병의 예방)“을 ”(감염병의 예방)“으로 하고, 같은 조 제1항부터 제3항까지 중 ”전염병“을 각각 ”감염병"으로 한다.
제46조의 제목 "(전염병 발생 보고 등)“을 ”(감염병 발생 보고 등)“으로 하고, 같은 조 제목 외의 부분 중 ”전염병“을 ”감염병“으로, ”

「전염병예방법」 제5조“를 ”「감염병의 예방 및 관리에 관한 법률」 제12조"로 한다.

⑪ 대통령령 제22286호 병역법 시행령 일부개정령 일부를 다음과 같이 개정한다.

제129조제3항제1호를 다음과 같이 한다.

1. 「감염병의 예방 및 관리에 관한 법률」에 따른 감염병에 걸린 경우

⑫ 부가가치세법 시행령 일부를 다음과 같이 개정한다.

제29조제10호 중 “「전염병예방법」 제40조의3의 규정”을 “「감염병의 예방 및 관리에 관한 법률」 제52조”로 한다.

⑬ 수의사법 시행령 일부를 다음과 같이 개정한다.

제20조제3호 중 “인수공통전염병”을 “인수공통감염병”으로 한다.

⑭ 아동복지법 시행령 중 일부를 다음과 같이 개정한다.

제8조제2항 단서 중 “전염병질환”을 “감염병질환”으로 한다.

⑮ 여권법 시행령 일부를 다음과 같이 개정한다.

제28조제6호 중 “전염병”을 “감염병”으로 한다.

⑯ 외국인근로자의 고용 등에 관한 법률 시행령 일부를 다음과 같이 개정한다.

제23조제1항제4호 중 “「전염병예방법」 제2조제1항제1호부터 제4호까지의 규정에 따른 전염병”을 “「감염병의 예방 및 관리에 관한 법률」 제2조제2호부터 제5호까지의 규정에 따른 감염병”으로 한다.

⑰ 위생사에 관한 법률 시행령 일부를 다음과 같이 개정한다.

제3조제1항제5호 중 “「전염병예방법」”을 “「감염병의 예방 및 관리에 관한 법률」”로 한다.

⑱ 자연재해대책법 시행령 일부를 다음과 같이 개정한다.

제28조제1항제5호 중 “전염병”을 “감염병”으로 한다.

⑲ 장사 등에 관한 법률 시행령 일부를 다음과 같이 개정한다.
제5조제1호를 다음과 같이 한다.

1. 「감염병의 예방 및 관리에 관한 법률」 제2조에 따른 감염병으로 사망한 시체(시장등이 감염병의 확산을 방지하기 위하여 긴급한 조치가 필요하다고 인정하는 경우만 해당한다)

⑳ 재난 및 안전관리 기본법 시행령 일부를 다음과 같이 개정한다.
제63조제1항제2호사목 중 "전염병"을 "감염병"으로 한다.

㉑ 재해구호법 시행령 일부를 다음과 같이 개정한다.
제2조제3호 중 "전염병관리"를 "감염병관리"로 한다.
제4조제3호 중 "전염병관리"를 "감염병관리"로 한다.

㉒ 지방자치법 시행령 일부를 다음과 같이 개정한다.
제72조제1항제3호 중 "급성전염병"을 "급성감염병"으로 한다.

㉓ 지방재정법 시행령 일부를 다음과 같이 개정한다.
제101조제12호 중 "전염병예방"을 "감염병예방"으로 한다.

㉔ 지역보건법시행령 일부를 다음과 같이 개정한다.
제22조제1항제1호 및 제2호 중 "전염병"을 각각 "감염병"으로 한다.

㉕ 축산물위생처리법 시행령 일부를 다음과 같이 개정한다.
제16조제2항 및 제29조제2호 중 "인수공통전염병"을 각각 "인수공통감염병"으로 한다.

㉖ 학교보건법 시행령 일부를 다음과 같이 개정한다.
제22조제1항제1호 본문을 다음과 같이 하고, 같은 호 단서 중 "전염"을 "감염"으로 하며, 같은 항 제2호 중 "전염성"을 "감염성"으로 한다.

「감염병의 예방 및 관리에 관한 법률」 제2조에 따른 감염병환자,

감염병의사환자 및 감염병병원체보유자

㉗ 행정권한의 위임 및 위탁에 관한 규정 일부를 다음과 같이 개정한다.

제36조제6항제1호를 삭제한다.

㉘ 형의 집행 및 수용자의 처우에 관한 법률 시행령 일부를 다음과 같이 개정한다.

제52조의 제목 "(전염병의 정의)"를 "(감염병의 정의)"로 하고, 같은 조 제목 외의 부분 중 "전염병"을 "감염병"으로, "「전염병예방법」에 따른 전염병"을 "「감염병의 예방 및 관리에 관한 법률」에 따른 감염병"으로 한다.

제53조의 제목 "(전염병에 관한 조치)"를 "(감염병에 관한 조치)"로 하고, 같은 조 제1항부터 제3항까지 중 "전염병"을 각각 "감염병"으로 한다.

㉙ 화학·생물무기의 금지 및 특정화학물질·생물작용제 등의 제조·수출입규제 등에 관한 법률 시행령 일부를 다음과 같이 개정한다.

제6조의2제2항제2호 중 "「전염병예방법」 제5조의2제1항"을 "「감염병의 예방 및 관리에 관한 법률」 제21조제1항"으로 한다.

제9조의2제2항제2호 중 "「전염병예방법」 제5조의2제3항"을 "「감염병의 예방 및 관리에 관한 법률」 제21조제2항"으로 한다.

제8조(다른 법령과의 관계) 이 영 시행 당시 다른 법령에서 종전의 「전염병예방법 시행령」 또는 그 규정을 인용하고 있는 경우에 이 영 중 그에 해당하는 규정이 있으면 종전의 규정을 갈음하여 이 영 또는 이 영의 해당 규정을 인용한 것으로 본다.

부칙 〈제23356호, 2011. 12. 8.〉 (영유아보육법 시행령)

제1조(시행일) 이 영은 2011년 12월 8일부터 시행한다. 〈단서 생략〉

제2조(다른 법령의 개정) ① 감염병의 예방 및 관리에 관한 법률 시행령 일부를 다음과 같이 개정한다.

제24조제12호 중 "영유아 보육시설"을 각각 "어린이집"으로 한다.

②부터 〈54〉까지 생략

부칙 〈제24454호, 2013. 3. 23.〉 (보건복지부와 그 소속기관 직제)

제1조(시행일) 이 영은 공포한 날부터 시행한다. 〈단서 생략〉

제2조 및 제3조 생략

제4조(다른 법령의 개정) ① 감염병의 예방 및 관리에 관한 법률 시행령 일부를 다음과 같이 개정한다.

별표 1 제1호다목4) 단서 및 같은 표 제2호나목2) 중 "식품의약품안전청"을 각각 "식품의약품안전처"로 한다.

②부터 ㊴까지 생략

부칙 〈제25448호, 2014. 7. 7.〉 (도시철도법 시행령)

제1조(시행일) 이 영은 2014년 7월 8일부터 시행한다.

제2조 생략

제3조(다른 법령의 개정) ① 및 ② 생략

③ 감염병의 예방 및 관리에 관한 법률 시행령 일부를 다음과 같이 개정한다.

제24조제3호 중 "역무시설"을 "역 시설"로 한다.

④부터 ㉘까지 생략

제4조 생략

부칙 〈제25532호, 2014. 8. 6.〉 (민감정보 및 고유식별정보 처리 근거 마련을 위한 공공기관의 운영에 관한 법률 시행령 등 일부개정령)

이 영은 2014년 8월 7일부터 시행한다.

부칙 〈제26024호, 2015. 1. 6.〉

이 영은 공포 후 6개월이 경과한 날부터 시행한다.

부칙 〈제26865호, 2016. 1. 6.〉

이 영은 2016년 1월 7일부터 시행한다.

부칙 〈제26916호, 2016. 1. 19.〉 (화재예방, 소방시설 설치·유지 및 안전관리에 관한 법률 시행령)

제1조(시행일) 이 영은 2016년 1월 21일부터 시행한다. 〈단서 생략〉

제2조 생략

제3조(다른 법령의 개정) ① 감염병의 예방 및 관리에 관한 법률 시행령 일부를 다음과 같이 개정한다.

제24조제7호의2 중 "「소방시설 설치·유지 및 안전관리에 관한 법률 시행령」"을 "「화재예방, 소방시설 설치·유지 및 안전관리에 관한 법률 시행령」"으로 한다.

②부터 ⑦까지 생략

제4조 생략

부칙 〈제27277호, 2016. 6. 28.〉

이 영은 2016년 6월 30일부터 시행한다.

부칙 〈제27445호, 2016. 8. 11.〉 (공동주택관리법 시행령)

제1조(시행일) 이 영은 2016년 8월 12일부터 시행한다.

제2조부터 제20조까지 생략

제21조(다른 법령의 개정) ① 감염병의 예방 및 관리에 관한 법률 시행령 일부를 다음과 같이 개정한다.

제24조제13호 중 "「주택법」"을 "「공동주택관리법」"으로 한다.

②부터 ⑮까지 생략

제22조 생략

부칙 〈제27971호, 2017. 3. 29.〉 (항공안전법 시행령)

제1조(시행일) 이 영은 2017년 3월 30일부터 시행한다. 〈단서 생략〉

제2조부터 제9조까지 생략

제10조(다른 법령의 개정) ① 감염병의 예방 및 관리에 관한 법률 시행령 일부를 다음과 같이 개정한다.

제24조제3호 중 "「항공법」에 따른 항공기와 공항시설"을 "「항공안전법」에 따른 항공기 및 「공항시설법」에 따른 공항시설"로 한다.

②부터 ㉒까지 생략

제11조 생략

부칙 〈제28070호, 2017. 5. 29.〉

제1조(시행일) 이 영은 2017년 6월 3일부터 시행한다. 다만, 제29조제3호의 개정규정은 2018년 1월 1일부터 시행한다.

제2조(예방접종 등에 따른 피해보상에 관한 적용례) 제29조제3호의

개정규정은 부칙 제1조 단서에 따른 시행일 이후 법 제24조 및 제25조에 따라 예방접종을 받거나 법 제40조제2항에 따라 생산된 예방·치료 의약품을 투여받은 사람부터 적용한다.

부칙 〈제28962호, 2018. 6. 12.〉

이 영은 2018년 6월 13일부터 시행한다. 다만, 제1조의6, 제21조의2 및 제33조의 개정규정은 공포한 날부터 시행하고, 별표 2의2의 개정규정은 2018년 9월 28일부터 시행한다.

부칙 〈제29180호, 2018. 9. 18.〉 (공무원 재해보상법 시행령)

제1조(시행일) 이 영은 2018년 9월 21일부터 시행한다.

제2조부터 제17조까지 생략

제18조(다른 법령의 개정) ① 감염병의 예방 및 관리에 관한 법률 시행령 일부를 다음과 같이 개정한다.

제29조제3호나목 중 "「공무원연금법」"을 "「공무원연금법」, 「공무원 재해보상법」"으로 한다.

②부터 ㊸까지 생략

제19조 생략

부칙 〈제29950호, 2019. 7. 2.〉 (어려운 법령용어 정비를 위한 210개 법령의 일부개정에 관한 대통령령)

이 영은 공포한 날부터 시행한다. 〈단서 생략〉

부칙 〈제29961호, 2019. 7. 9.〉

제1조(시행일) 이 영은 공포한 날부터 시행한다.

제2조(예방접종 등에 따른 피해의 보상 기준에 관한 적용례) 제29조제3호가목의 개정규정은 이 영 시행 이후 제31조제3항에 따라 보건복지부장관이 보상 여부를 결정하는 경우부터 적용한다.

부칙 〈제30596호, 2020. 4. 2.〉

이 영은 공포한 날부터 시행한다.

부칙 〈제30743호, 2020. 6. 2.〉

이 영은 2020년 6월 4일부터 시행한다. 다만, 다음 각 호의 사항은 그 구분에 따른 날부터 시행한다.

1. 제21조의2부터 제21조의4까지, 제23조, 제25조, 제26조의3, 제32조제1항제1호의2부터 제1호의4까지, 제12호의2, 제12호의4, 제12호의5, 제13호의3, 제15호의2, 제20호의2, 같은 조 제2항, 제32조의3 및 별표 2의 개정규정: 공포한 날
2. 제24조 및 제32조제1항제17호의5의 개정규정: 2020년 6월 5일
3. 제23조의3 및 제32조제1항제4호의2·제13호·제17호의 개정규정: 2020년 9월 5일

부칙 〈제31013호, 2020. 9. 11.〉 (보건복지부와 그 소속기관 직제)

제1조(시행일) 이 영은 2020년 9월 12일부터 시행한다.

제2조 생략

제3조(다른 법령의 개정) ①부터 ⑨까지 생략

⑩ 감염병의 예방 및 관리에 관한 법률 시행령 일부를 다음과 같이 개정한다.

제1조의2제1항 및 제4조 중 "보건복지부"를 각각 "질병관리청"으로 한다.

제1조의2제1항, 같은 조 제2항 각 호 외의 부분, 같은 항 제5호, 같은 조 제4항, 같은 조 제5항 각 호 외의 부분, 같은 항 제3호, 같은 조 제6항, 같은 조 제7항 후단, 제1조의4제1항, 같은 조 제3항 각 호 외의 부분, 같은 항 제5호, 같은 조 제4항, 제3조제1항, 제16조의3, 제19조, 제19조의2제2항 각 호 외의 부분, 같은 조 제3항 각 호 외의 부분, 같은 조 제4항 전단, 같은 조 제5항 각 호 외의 부분, 같은 조 제6항 전단, 제19조의3제1항, 같은 조 제2항 전단, 같은 조 제4항 · 제5항, 제19조의4제1항, 같은 조 제2항 전단, 제19조의5제1항, 같은 조 제2항 전단, 같은 조 제3항, 제19조의6제2항, 제19조의7 전단, 제20조제3항, 제21조의2제1항 각 호 외의 부분, 같은 항 제3호, 같은 조 제2항 각 호 외의 부분, 제21조의4제1항 본문 및 단서, 같은 조 제2항, 제23조의2제1항, 같은 조 제2항 각 호 외의 부분, 같은 항 제4호, 같은 조 제3항 본문, 같은 조 제4항, 제23조의3제2항 · 제3항, 제26조제4항, 제26조의2제1항 전단, 같은 조 제3항 전단, 같은 조 제4항, 제26조의3제1항 전단, 같은 조 제2항 전단, 제28조의4제1항부터 제3항까지, 제28조의5 각 호 외의 부분 본문, 같은 조 제1호 단서, 같은 조 제2호, 제29조제3호가목3), 제31조제2항, 같은 조 제3항 전단, 같은 조 제4항 · 제5항, 별표 1의2 제1호가목4)가) 단서, 제4호나목 · 마목, 같은 표 비고 제1호 · 제2호 및 별표 3 제1호다목 중 "보건복지부장관"을 각각 "질병관리청장"으로 한다.

제1조의4제5항에 후단을 다음과 같이 신설한다.

이 경우 "보건복지부장관"은 "질병관리청장"으로, "중앙감염병병원"은 "권역별 감염병병원"으로, "보건복지부"는 "질병관리청"으로 본다.
제1조의6제2항, 제13조제1호 각 목 외의 부분, 제15조제3항 각 호 외의 부분, 같은 조 제4항, 제16조제3항, 제21조제2항 각 호 외의 부분, 같은 조 제5항·제6항, 제32조의3제2항 각 호 외의 부분 및 별표 1의3 제1호가목1)나) 중 "질병관리본부장"을 각각 "질병관리청장"으로 한다.
제3조제3항을 삭제한다.
제15조제1항 중 "질병관리본부"를 "질병관리청"으로 한다.
제22조제1항·제2항 및 제32조제3항 중 "보건복지부장관"을 각각 "보건복지부장관 및 질병관리청장"으로 한다.
제32조제1항을 다음과 같이 하고, 같은 조 제2항 각 호 외의 부분 중 "보건복지부장관은 법 제76조제2항에 따라"를 "보건복지부장관 또는 질병관리청장은 법 제76조제1항 및 제2항에 따라"로 한다.
① 보건복지부장관은 법 제76조제1항에 따라 법 제8조의2제1항·제3항 및 이 영 제1조의3에 따른 중앙감염병병원의 운영 및 지원에 관한 권한을 질병관리청장에게 위임한다.
별표 1 제4호다목 및 별표 1의2 제4호다목 중 "질병관리본부와"를 각각 "질병관리청과"로 한다.
⑪부터 ㉜까지 생략

부칙 〈제31112호, 2020. 10. 13.〉
제1조(시행일) 이 영은 2020년 10월 13일부터 시행한다. 다만, 제26조 및 별표 2의2의 개정규정은 공포한 날부터 시행한다.
제2조(손실보상의 대상 및 범위에 관한 적용례) 별표 2의2 제14호의2의 개정규정은 2020년 8월 12일 이후 의료기관 병상, 연수원·숙박시설 등 시설을 동원한 경우부터 적용한다.

제3조(다른 법령의 개정) 결핵예방법 시행령 일부를 다음과 같이 개정한다.
제4조제3항 전단 및 후단 중 “「감염병의 예방 및 관리에 관한 법률 시행령」 별표 2 제4호”를 각각 “「감염병의 예방 및 관리에 관한 법률 시행령」 별표 2 제1호나목”으로 하고, 같은 항 후단 중 “”입원 또는 격리치료“로”를 “”입원 또는 격리치료“로, ”감염병환자등“을 ” 결핵환자“로”로 한다.
제4조의2제2항 전단 및 후단 중 “「감염병의 예방 및 관리에 관한 법률 시행령」 별표 2 제3호”를 각각 "「감염병의 예방 및 관리에 관한 법률 시행령」 별표 2 제1호가목1) 및 3)부터 6)까지의 규정"으로 한다.

부칙 〈제31320호, 2020. 12. 29.〉

이 영은 2020년 12월 30일부터 시행한다.

부칙 〈제31681호, 2021. 5. 11.〉

이 영은 공포한 날부터 시행한다.

부칙 〈제31744호, 2021. 6. 8.〉

이 영은 2021년 6월 16일부터 시행한다. 다만, 제7조제1항제6호의2 및 제24조제5호의 개정규정은 공포한 날부터 시행한다.

부칙 〈제31927호, 2021. 8. 3.〉

이 영은 공포한 날부터 시행한다.

별표 / 서식

[별표 1] 중앙감염병병원 지정기준(제1조의3제2항 관련)

[별표 1의2] 권역별 감염병병원의 지정기준(제1조의4제2항 관련)

[별표 1의3] 역학조사의 방법(제14조 관련)

[별표 1의4] 고위험병원체 취급시설의 안전관리 등급의 분류 및 허가 또는 신고 대상(제19조의2제1항 관련)

[별표 2] 치료 및 격리의 방법 및 절차 등(제23조 관련)

[별표 2의2] 손실보상의 대상 및 범위(제28조제1항 관련)

[별표 3] 과태료의 부과기준(제33조 관련)

**개정 예정 법률 밑줄 별도 표시.

감염병의 예방 및 관리에 관한 법률 시행규칙

(약칭 : 감염병예방법 시행규칙)

[시행 2021. 8. 13.] [보건복지부령 제823호, 2021. 8. 13., 일부개정]

제1조(목적) 이 규칙은 「감염병의 예방 및 관리에 관한 법률」 및 같은 법 시행령에서 위임된 사항과 그 시행에 필요한 사항을 규정함을 목적으로 한다.

제2조 삭제 〈2016. 1. 7.〉

제3조 삭제 〈2019. 11. 22.〉

제4조 삭제 〈2020. 3. 4.〉

제5조(고위험병원체의 종류) 법 제2조제19호에 따른 고위험병원체의 종류는 별표 1과 같다.

제5조의2(감염병전문병원 지정서) ① 법 제8조의2제1항에 따른 감염병전문병원 지정서는 별지 제1호서식과 같다.

② 법 제8조의2제2항에 따른 권역별 감염병전문병원 지정서는 별지 제1호의2서식과 같다.

[본조신설 2016. 6. 30.]

제5조의3(권역별 감염병전문병원의 병상규모) 법 제8조의2제2항에서 "보건복지부령으로 정하는 일정규모 이상의 병상"이란 36병상

이상의 병상을 말한다.

[본조신설 2016. 6. 30.]

제6조(의사 등의 감염병 발생신고) ① 법 제11조제1항 각 호 외의 부분 단서, 제3항 및 제4항에 따라 같은 조 제1항제1호 및 제3호에 해당하는 사실을 신고하려는 의사, 치과의사, 한의사, 의료기관의 장 또는 소속 부대장은 다음 각 호의 구분에 따른 신고서(전자문서로 된 신고서를 포함한다)를 질병관리청장에게 정보시스템을 이용하여 제출하거나 감염병환자, 감염병의사환자 또는 병원체보유자(이하 “감염병환자등”이라 한다) 또는 신고인의 소재지를 관할하는 보건소장에게 정보시스템 또는 팩스를 이용하여 제출해야 한다. 다만, 제1급감염병의 경우에는 신고서를 제출하기 전에 질병관리청장 또는 관할 보건소장에게 구두, 전화 등의 방법으로 알려야 한다. 〈개정 2016. 1. 7., 2016. 6. 30., 2019. 11. 22., 2020. 6. 4., 2020. 9. 11.〉

1. 법 제11조제1항제1호에 따른 감염병환자등을 진단한 경우와 같은 항 제4호에 따른 감염병환자로 의심되는 사람이 감염병병원체 검사를 거부하는 경우: 별지 제1호의3서식의 감염병 발생 신고서

2. 법 제11조제1항제1호에 따른 사체를 검안한 경우와 같은 항 제3호에 해당하는 사실을 신고하는 경우: 별지 제1호의4서식의 감염병환자등 사망(검안) 신고서

② 법 제11조제3항에 따라 신고를 하려는 감염병병원체확인기관의 장은 별지 제1호의5서식의 병원체 검사결과 신고서(전자문서로 된 신고서를 포함한다)를 질병관리청장에게 정보시스템을 이용하여 제출하거나 해당 감염병병원체 확인을 의뢰한 기관의 소재지를 관할하는 보건소장에게 정보시스템 또는 팩스를 이용하여 제출해야 한다. 다만, 제1급감염병의 경우에는 신고서를 제출하기 전에 질병관리청장 또는 관할 보건소장에게 구두, 전화 등의 방법으로 알려야

한다. 〈신설 2016. 1. 7., 2016. 6. 30., 2019. 11. 22., 2020. 9. 11.〉

③ 법 제11조제2항 및 제3항에 따라 보고 및 신고를 해야 하는 감염병은 제1급감염병부터 제3급감염병까지로 한다. 〈개정 2016. 1. 7., 2019. 11. 22.〉

④ 법 제11조제5항에 따라 같은 조 제1항제1호 및 제3호에 해당하는 사실을 신고하려는 감염병 표본감시기관은 질병관리청장이 정하는 표본감시기관용 신고서(전자문서로 된 신고서를 포함한다)를 질병관리청장이나 감염병환자등 또는 표본감시기관의 소재지를 관할하는 보건소장에게 정보시스템 또는 팩스를 이용하여 제출해야 한다. 〈개정 2016. 1. 7., 2019. 11. 22., 2020. 9. 11.〉

⑤ 법 제11조제6항에 따른 감염병환자등의 진단 기준은 별표 2와 같으며, 그 밖의 세부 사항은 질병관리청장이 정하여 고시한다. 〈개정 2015. 7. 7., 2016. 1. 7., 2019. 11. 22., 2020. 9. 11.〉

제7조(의사 등의 예방접종 후 이상반응 신고) ① 법 제11조제1항 각 호 외의 부분 단서, 제3항 및 제4항에 따라 같은 조 제1항제2호에 해당하는 사실을 신고하려는 의사, 치과의사, 한의사, 의료기관의 장 또는 소속 부대장은 별지 제2호서식의 예방접종 후 이상반응 발생신고서(전자문서로 된 신고서를 포함한다)를 질병관리청장에게 정보시스템을 이용하여 제출하거나 이상반응자의 소재지를 관할하는 보건소장에게 정보시스템 또는 팩스를 이용하여 제출해야 한다. 〈개정 2016. 1. 7., 2016. 6. 30., 2019. 11. 22., 2020. 9. 11.〉

② 법 제11조제1항부터 제5항까지의 규정에 따라 신고하여야 하는 예방접종 후 이상반응자의 범위는 별표 3과 같다. 〈개정 2016. 1. 7.〉

제8조(그 밖의 신고대상 감염병) ①법 제12조제1항 각 호 외의 부

분 중에서 “보건복지부령으로 정하는 감염병”이란 다음 각 호의 감염병을 말한다. 〈개정 2016. 1. 7., 2019. 11. 22.〉

1. 결핵
2. 홍역
3. 콜레라
4. 장티푸스
5. 파라티푸스
6. 세균성이질
7. 장출혈성대장균감염증
8. A형간염

② 법 제12조제1항제2호에서 “보건복지부령으로 정하는 장소”란 다음 각 호의 장소를 말한다. 〈신설 2016. 1. 7., 2019. 11. 22., 2021. 5. 24.〉

1. 「모자보건법」 제2조제10호에 따른 산후조리원
2. 「공중위생관리법」 제2조에 따른 목욕장업소, 이용업소, 미용업소

제9조(그 밖의 신고의무자의 신고) 법 제12조제1항 및 제2항에 따라 그 밖의 신고의무자는 다음 각 호의 사항을 서면, 구두(口頭), 전보, 전화 또는 컴퓨터통신의 방법으로 보건소장에게 지체 없이 신고하거나 알려야 한다. 〈개정 2016. 1. 7.〉

1. 신고인의 성명, 주소와 감염병환자등 또는 사망자와의 관계
2. 감염병환자등 또는 사망자의 성명, 주소 및 직업
3. 감염병환자등 또는 사망자의 주요 증상 및 발병일

제10조(보건소장 등의 보고) 법 제13조제1항에 따라 보고하려는 보건소장은 다음 각 호의 구분에 따른 시기에 별지 제1호의3서식의 감염병 발생 신고서, 별지 제1호의4서식의 감염병환자등 사망(검안)

신고서, 별지 제1호의5서식의 병원체 검사결과 신고서(전자문서로 된 신고서를 포함한다) 또는 별지 제2호서식의 예방접종 후 이상반응 발생보고서(전자문서로 된 보고서를 포함한다)를 특별자치도지사 또는 시장 · 군수 · 구청장(자치구의 구청장을 말한다. 이하 같다)에게 정보시스템을 이용하여 제출해야 하고, 보고를 받은 특별자치도지사 또는 시장 · 군수 · 구청장은 해당 신고서 또는 발생보고서를 질병관리청장 및 특별시장 · 광역시장 · 도지사에게 정보시스템을 이용하여 각각 제출해야 한다. 〈개정 2016. 1. 7., 2016. 6. 30., 2019. 11. 22., 2020. 9. 11., 2020. 12. 30.〉

1. 제1급감염병의 발생, 사망, 병원체 검사결과의 보고: 법 제11조 및 제12조에 따라 신고를 받은 후 즉시

2. 제2급감염병 및 제3급감염병의 발생, 사망 및 병원체 검사결과의 보고: 법 제11조 및 제12조에 따라 신고를 받은 후 24시간 이내

3. 제4급감염병의 발생 및 사망의 보고: 법 제11조 및 제12조에 따라 신고를 받은 후 7일 이내

4. 예방접종 후 이상반응의 보고: 법 제11조에 따라 신고를 받은 후 즉시

제11조(인수공통감염병 발생 시 통보 절차) 법 제14조제1항에 따라 인수공통감염병을 통보하려는 국립가축방역기관장, 신고대상 가축의 소재지를 관할하는 시장 · 군수 · 구청장 또는 시 · 도 가축방역기관의 장은 별지 제3호서식의 인수공통감염병 의사환축(擬似患畜: 임상검사, 정밀검사 또는 역학조사 결과 가축전염병에 걸렸다고 믿을 만한 상당한 이유가 있는 가축) 발생신고서를 질병관리청장에게 제출하여야 한다. 〈개정 2019. 9. 27., 2020. 6. 4., 2020. 9. 11.〉

제12조(감염병환자등의 명부 작성 및 관리) ① 보건소장은 법 제15

조에 따라 별지 제4호서식의 감염병환자등의 명부를 작성하고 이를 3년간 보관하여야 한다.

② 보건소장은 법 제15조에 따라 별지 제5호서식의 예방접종 후 이상반응자의 명부를 작성하고 이를 10년간 보관하여야 한다.

제13조 삭제 〈2019. 11. 22.〉

제14조(감염병 표본감시기관의 지정 등) ① 법 제16조제1항에 따라 질병관리청장은 표본감시 대상 감염병별로 다음 각 호의 구분에 따른 기관·시설·단체 또는 법인 중에서 특별시장·광역시장·도지사·특별자치도지사(이하 "시·도지사"라 한다)의 추천을 받아 감염병 표본감시기관(이하 "표본감시기관"이라 한다)을 지정할 수 있다. 〈개정 2015. 11. 18., 2016. 1. 7., 2016. 6. 30., 2019. 11. 22., 2020. 6. 4., 2020. 9. 11., 2020. 12. 30.〉

1. 인플루엔자: 다음 각 목의 기관·시설·단체 또는 법인

가. 「지역보건법」 제10조에 따른 보건소 중 보건의료원

나. 법 제16조의2제1항제3호·제5호 및 제9호에 따른 기관

다. 의료기관 중 소아과·내과·가정의학과·이비인후과 진료과목이 있는 의료기관

2. 제4급감염병 중 기생충감염병에 해당하는 감염병: 다음 각 목의 기관·시설·단체 또는 법인

가. 「지역보건법」 제10조에 따른 보건소

나. 법 제16조의2제1항제3호·제5호 및 제9호에 따른 기관

다. 의료기관 중 의원·병원 및 종합병원

라. 기생충감염병에 관한 연구 및 학술발표 등을 목적으로 결성된 학회

마. 기생충감염병의 예방 및 관리를 목적으로 설립된 비영리법인

3. 제4급감염병(인플루엔자 및 기생충감염병은 제외한다. 이하 이 호에서 같다): 다음 각 목의 기관·시설·단체 또는 법인

가. 「지역보건법」 제10조에 따른 보건소

나. 법 제16조의2제1항제3호·제5호 및 제9호에 따른 기관

다. 의료기관 중 의원·병원 및 종합병원

라. 제4급감염병에 관한 연구 및 학술발표 등을 목적으로 결성된 학회

② 질병관리청장은 법 제16조제5항에 따라 표본감시기관이 다음 각 호의 어느 하나에 해당하는 경우에는 그 지정을 취소할 수 있다. 〈개정 2016. 1. 7., 2020. 6. 4., 2020. 9. 11.〉

1. 표본감시 업무를 게을리하는 경우

2. 그 밖에 법 제11조제5항에 따른 신고 실적이 없는 등 질병관리청장이 표본감시기관으로서 표본감시 업무를 계속하여 수행할 수 없다고 인정하는 경우

3. 삭제 〈2020. 6. 4.〉

제14조의2(감염병병원체 확인기관의 실험실 검사능력 평가 및 관리) ① 법 제16조의2제2항에 따라 질병관리청장이 같은 조 제1항에 따른 감염병병원체 확인기관(이하 "감염병병원체 확인기관"이라 한다)의 실험실 검사능력을 평가할 때에는 다음 각 호의 사항을 평가한다. 〈개정 2020. 9. 11.〉

1. 실험실 검사 숙련도

2. 실험실 검사 운영체계

② 질병관리청장은 감염병병원체 확인기관의 실험실 검사능력을 평가하기 위한 계획을 매년 수립하여 공고한다. 〈개정 2020. 9. 11.〉

③ 질병관리청장은 제1항에 따라 평가한 결과 실험실 검사능력이

미흡하다고 판단되는 감염병병원체 확인기관의 장에게 그 원인을 분석하여 시정하도록 할 수 있고, 해당 기관에 대하여 현장 지도 또는 교육을 하거나 평가를 다시 할 수 있다. 〈개정 2020. 9. 11.〉

④ 질병관리청장은 감염병병원체 확인기관의 실험실 검사능력을 관리하기 위하여 필요한 경우에는 감염병병원체 확인기관의 장에게 시설·장비 및 인력 등의 현황 자료를 요청할 수 있다. 〈개정 2020. 9. 11.〉

⑤ 제1항부터 제4항까지의 규정에서 정한 사항 외에 감염병병원체 확인기관의 실험실 검사능력 평가 및 관리에 필요한 사항은 질병관리청장이 정하여 고시한다. 〈개정 2020. 9. 11., 2020. 10. 7.〉

[본조신설 2020. 6. 4.]

제15조(실태조사의 방법 및 절차 등) ① 법 제17조제1항에 따른 실태조사(이하 “실태조사”라 한다)에 포함되어야 할 사항은 다음 각 호와 같다. 〈개정 2017. 6. 2., 2018. 9. 27., 2020. 6. 4., 2020. 9. 11.〉

1. 의료기관 감염관리 실태조사

가. 「의료법」 제47조에 따라 의료기관에 두는 감염관리위원회와 감염관리실의 설치·운영 등에 관한 사항

나. 의료기관의 감염관리 인력·장비 및 시설 등에 관한 사항

다. 의료기관의 감염관리체계에 관한 사항

라. 의료기관의 감염관리 교육 및 감염예방에 관한 사항

마. 그 밖에 의료기관의 감염관리에 관하여 질병관리청장이 특히 필요하다고 인정하는 사항

2. 감염병 실태조사

가. 감염병환자등의 연령별·성별·지역별 분포 등에 관한 사항

나. 감염병환자등의 임상적 증상 및 경과 등에 관한 사항

다. 감염병환자등의 진단·검사·처방 등 진료정보에 관한 사항

라. 감염병의 진료 및 연구와 관련된 인력·시설 및 장비 등에 관한 사항

마. 감염병에 대한 각종 문헌 및 자료 등의 조사에 관한 사항

바. 그 밖에 감염병의 관리를 위하여 질병관리청장이 특히 필요하다고 인정하는 사항

3. 내성균 실태조사

가. 항생제 사용 실태에 관한 사항

나. 내성균의 유형 및 발생경로 등에 관한 사항

다. 내성균의 연구와 관련된 인력·시설 및 장비 등에 관한 사항

라. 내성균에 대한 각종 문헌 및 자료 등의 조사에 관한 사항

마. 그 밖에 내성균의 관리를 위하여 질병관리청장이 특히 필요하다고 인정하는 사항

② 실태조사의 실시 주기는 다음 각 호의 구분에 따른다. 다만, 질병관리청장 또는 시·도지사가 필요하다고 인정하는 경우에는 제1호 및 제2호에 해당하는 실태조사를 수시로 실시할 수 있다. 〈신설 2020. 6. 4., 2020. 9. 11.〉

1. 의료기관의 감염관리 실태조사: 3년

2. 감염병 실태조사: 3년

3. 내성균 실태조사: 매년

③ 실태조사의 방법은 다음 각 호와 같다. 〈개정 2017. 6. 2., 2020. 6. 4.〉

1. 감염병환자등 또는 내성균과 관련된 환자에 대한 설문조사 및 검체(檢體) 검사

2. 의료기관의 진료기록부 등에 대한 자료조사

3. 국민건강보험 및 의료급여 청구 명세 등에 대한 자료조사

4. 일반 국민에 대한 표본 설문조사 및 검체 검사

④ 질병관리청장 또는 시·도지사는 실태조사를 전문연구기관·단체나 관계 전문가에게 의뢰하여 실시할 수 있다. 〈개정 2017. 6. 2., 2020. 6. 4., 2020. 9. 11.〉

⑤ 질병관리청장 또는 시·도지사는 법 제17조제1항에 따라 실태조사의 결과를 질병관리청 또는 시·도의 인터넷 홈페이지 등에 공표해야 한다. 〈신설 2020. 6. 4., 2020. 9. 11.〉

⑥ 제1항부터 제5항까지의 규정에서 정한 사항 외에 실태조사에 필요한 사항은 질병관리청장이 정한다. 〈개정 2017. 6. 2., 2020. 6. 4., 2020. 9. 11.〉

제16조(역학조사반원증) 「감염병의 예방 및 관리에 관한 법률 시행령」(이하 "영"이라 한다) 제16조제2항에 따른 역학조사반원증은 별지 제6호서식과 같다.

제16조의2(역학조사의 요청 등) ① 법 제18조의2제1항에 따라 역학조사의 실시를 요청하려는 의료인 또는 의료기관의 장은 별지 제6호의2서식을 작성하여 질병관리청장 또는 시·도지사에게 제출하여야 한다. 〈개정 2020. 9. 11.〉

② 질병관리청장 또는 시·도지사는 제1항에 따른 요청을 접수하면, 역학조사를 실시하는 경우에는 역학조사 계획을 수립하여 요청자에게 서면으로 통보하고, 역학조사를 실시하지 아니하는 경우에는 그 사유를 명시하여 서면으로 통보하여야 한다. 〈개정 2020. 9. 11.〉

[본조신설 2016. 1. 7.]

제16조의3(역학조사인력 교육과정) 법 제18조의3제1항에 따른 교육

· 훈련 과정의 세부기준은 별표 3의2와 같다. 〈개정 2016. 6. 30.〉

[본조신설 2016. 1. 7.]

제17조(해부시설 기준 등) ① 법 제20조제5항에 따라 감염병 종류별로 갖추어야 할 시설의 기준이란 크로이츠펠트-야콥병(CJD) 및 변종크로이츠펠트-야콥병(vCJD)의 경우 「유전자변형생물체의 국가간 이동 등에 관한 법률 시행령」 제23조제1항에 따른 안전관리등급 2등급에 해당하는 연구시설을 말한다.

② 법 제20조제5항에 따른 시체의 관리 방법은 다음 각 호와 같으며, 그 밖의 세부 사항은 질병관리청장이 정한다. 〈개정 2020. 9. 11.〉

1. 시체의 이동이나 보관 시 시체 및 시체의 일부가 외부에 노출되지 않도록 밀봉할 것

2. 해부를 통해 외부로 배출된 시체의 체액으로 인한 오염에 주의할 것

3. 시체 취급 시 일회용 마스크, 가운, 장갑 등 개인보호장구를 착용할 것

4. 크로이츠펠트-야콥병(CJD) 및 변종크로이츠펠트-야콥병(vCJD)으로 사망한 시체의 장례 시 작업장과 관계자의 안전을 확보할 것

제17조의2(시신의 장사방법 제한 대상 등) ① 법 제20조의2제1항에 따라 장사방법이 제한되는 시신은 질병관리청장이 정하여 공고하는 감염병과 관련된 감염병환자등(감염병병원체를 보유하였던 것으로 확인된 사람을 포함한다. 이하 이 조에서 같다)의 시신으로 한다. 이 경우 질병관리청장은 해당 감염병의 공고를 하기 전에 관계 기관·단체 및 전문가 등의 의견 또는 자료의 제출을 요청할 수 있다. 〈개정 2020. 9. 11.〉

② 제1항에 따른 감염병환자등의 시신에 대한 장사방법은 「장사

등에 관한 법률」 제2조제2호에 따른 화장의 방법으로 한다. 다만, 질병관리청장이 해당 감염병환자등의 시신을 화장의 방법으로 장사하는 것이 현저히 곤란하다고 인정하는 경우에는 질병관리청장이 지정하는 다른 방법으로 처리할 수 있다. 〈개정 2020. 9. 11.〉

③ 법 제20조의2제2항에 따른 장사방법 제한 및 절차 등에 대한 설명은 구술로 한다. 이 경우 장사의 제한방법 및 절차 등을 설명하는 관계 공무원은 그 권한을 표시하는 증표를 제시하여야 한다.

④ 제2항 및 제3항에서 정한 사항 외에 감염병환자등의 시신에 대한 장사방법 및 장사절차 등에 필요한 사항은 질병관리청장이 정하여 고시한다. 〈개정 2020. 9. 11.〉

[본조신설 2016. 6. 30.]

제18조(고위험병원체 분리, 분양·이동 및 이동 신고 등) ① 법 제21조제1항에 따라 고위험병원체의 분리신고를 하려는 자는 별지 제7호서식의 고위험병원체 분리신고서(전자문서로 된 신고서를 포함한다)에 별지 제7호의2서식의 고위험병원체 분리경위서를 첨부하여 질병관리청장에게 제출하여야 한다. 〈개정 2018. 9. 27., 2020. 9. 11.〉

② 제1항에 따라 신고를 받은 질병관리청장은 신고서를 제출받은 날부터 10일 이내에 신고수리 여부를 통지해야 한다. 이 경우 신고를 수리하는 때에는 별지 제7호의3서식의 고위험병원체 분리신고 확인서를 신고자에게 발급해야 한다. 〈개정 2020. 6. 4., 2020. 9. 11.〉

③ 법 제21조제2항에 따라 고위험병원체를 분양·이동받으려는 자는 별지 제7호의4서식의 고위험병원체 분양·이동신고서(전자문서로 된 신고서를 포함한다)에 다음 각 호의 서류(전자문서를 포함한다)를 첨부하여 질병관리청장에게 제출해야 한다. 〈신설 2020. 6.

4., 2020. 9. 11.〉

1. 고위험병원체 분양계약서 또는 주문서

2. 분양·이동받으려는 고위험병원체의 사용계획서

3. 법 제23조제1항에 따른 고위험병원체 취급시설의 보유를 확인할 수 있는 증명자료

4. 분양·이동받으려는 고위험병원체의 운반계획서(운반경로, 운반수단 및 운반자에 관한 사항이 포함되어야 한다)

5. 이동대행계약서(대행기관이 고위험병원체의 이동을 대행하는 경우만 해당한다)

6. 고위험병원체를 취급하는 사람의 성명·학력 및 경력이 기재된 서류

④ 제3항에 따라 신고를 받은 질병관리청장은 신고서를 제출받은 날부터 10일 이내에 신고수리 여부를 통지해야 한다. 이 경우 신고를 수리하는 때에는 별지 제7호의5서식의 고위험병원체 분양·이동 신고 확인서를 신고자에게 발급해야 한다. 〈신설 2020. 6. 4., 2020. 9. 11.〉

⑤ 법 제21조제3항에 따라 고위험병원체의 이동신고를 하려는 자는 별지 제8호서식의 고위험병원체 이동신고서(전자문서로 된 신고서를 포함한다)에 다음 각 호의 서류를 첨부하여 질병관리청장에게 제출해야 한다. 〈개정 2018. 9. 27., 2020. 6. 4., 2020. 9. 11.〉

1. 이동하는 고위험병원체의 사용계획서

2. 이동하는 고위험병원체의 운반계획서(운반경로, 운반수단 및 운반자에 관한 사항을 포함하여야 한다)

3. 이동대행계약서(대행기관이 고위험병원체의 이동을 대행하는 경우만 해당한다)

⑥ 제5항에 따라 신고를 받은 질병관리청장은 신고서를 제출받은

날부터 10일 이내에 신고수리 여부를 통지해야 한다. 이 경우 신고를 수리하는 때에는 별지 제8호의2서식의 고위험병원체 이동신고 확인서를 신고자에게 발급해야 한다. 〈신설 2020. 6. 4., 2020. 9. 11.〉

⑦ 법 제21조제6항에 따라 고위험병원체를 보유·관리하는 자는 별지 제8호의3서식의 고위험병원체 보유현황보고서(전자문서로 된 보고서를 포함한다)를 작성하여 매년 1월 31일까지 질병관리청장에게 제출해야 한다. 〈신설 2018. 9. 27., 2020. 6. 4., 2020. 9. 11.〉

[제목개정 2020. 6. 4.]

제19조(고위험병원체 반입 허가 신청 등) ① 법 제22조제1항에 따라 고위험병원체의 반입 허가를 받으려는 자는 별지 제9호서식의 고위험병원체 반입허가신청서(전자문서로 된 신청서를 포함한다)에 다음 각 호의 서류를 첨부하여 질병관리청장에게 제출해야 한다. 〈개정 2018. 6. 12., 2020. 6. 4., 2020. 9. 11.〉

1. 반입계약서(반입을 대행하는 경우에는 반입대행계약서를 말한다) 또는 주문서

2. 반입하려는 고위험병원체 사용계획서

3. 운반경로·운반수단 및 운반업자가 기록된 운반계약서 또는 자가 운반계획서

4. 법 제23조제1항에 따른 고위험병원체 취급시설 보유를 확인할 수 있는 증명자료

5. 고위험병원체를 취급하는 사람의 성명·학력 및 경력이 기재된 서류

② 제1항에 따라 신청을 받은 질병관리청장이 그 허가를 하는 경우에는 별지 제10호서식의 고위험병원체 반입허가서를 해당 신청자

에게 발급하여야 한다. 〈개정 2020. 9. 11.〉

③ 법 제22조제2항 본문에 따라 변경 허가를 받으려는 자는 별지 제11호서식의 고위험병원체 반입허가 변경신청서(전자문서로 된 신청서를 포함한다)에 다음 각 호의 서류를 첨부하여 질병관리청장에게 제출하여야 한다. 〈개정 2020. 9. 11.〉

1. 반입허가서 또는 조건부 반입허가서 사본
2. 변경 내용을 증명하는 서류

④ 제3항에 따라 신청을 받은 질병관리청장이 그 변경 허가를 하는 경우에는 변경 허가 사항을 반영한 고위험병원체 반입허가서를 해당 신청자에게 재발급하여야 한다. 〈개정 2020. 9. 11.〉

⑤ 법 제22조제2항 단서에 따라 변경신고를 하려는 자는 별지 제11호서식의 고위험병원체 반입허가 변경신청서에 제3항 각 호의 서류를 첨부하여 질병관리청장에게 제출하여야 한다. 〈개정 2020. 9. 11.〉

제19조의2(고위험병원체 전담관리자의 요건) 법 제22조제1항제3호에서 "보건복지부령으로 정하는 요건을 갖춘 고위험병원체 전담관리자"란 다음 각 호의 요건을 모두 갖춘 사람을 말한다.

1. 법 제23조의4제1항 각 호의 어느 하나에 해당할 것
2. 제20조의9제2항에 따른 교육을 이수했을 것

[본조신설 2020. 6. 4.]

제20조(고위험병원체 인수신고) ① 법 제22조제3항 전단에 따라 고위험병원체를 인수하여 이동하려는 자는 별지 제12호서식의 고위험병원체 인수신고서(전자문서로 된 신고서를 포함한다)에 다음 각 호의 서류를 첨부하여 질병관리청장에게 제출해야 한다. 〈개정 2020. 3. 4., 2020. 9. 11.〉

1. 인수하려는 병원체별 상세 정보 및 사용 목적

2. 대행기관이 고위험병원체의 인수를 대행하는 경우 다음 각 목의 서류

가. 인수대행계약서

나. 운반경로 · 운반수단 · 운반업자 및 보관정보가 기록된 운반계약서 또는 운반계획서

② 제1항에 따라 신고를 받은 질병관리청장은 신고서를 제출받은 날부터 10일 이내에 신고수리 여부를 통지해야 한다. 이 경우 신고를 수리하는 때에는 별지 제13호서식의 고위험병원체 인수신고 확인서를 신고자에게 발급해야 한다. 〈개정 2020. 6. 4., 2020. 9. 11.〉

제20조의2(고위험병원체 취급시설의 설치 · 운영 허가 및 신고 등의 서식) ① 영 제19조의2제3항 각 호 외의 부분에 따른 허가신청서는 별지 제14호서식과 같다.

② 영 제19조의2제4항 후단에 따른 고위험병원체 취급시설 설치 · 운영허가서는 별지 제15호서식과 같다.

③ 영 제19조의2제5항 각 호 외의 부분에 따른 신고서는 별지 제14호서식과 같다.

④ 영 제19조의2제6항 후단에 따른 고위험병원체 취급시설 설치 · 운영 신고확인서는 별지 제15호서식과 같다.

[본조신설 2018. 6. 12.]

제20조의3(고위험병원체 취급시설 허가사항의 변경 등의 서식) ① 영 제19조의3제1항에 따른 변경허가신청서는 별지 제15호의2서식과 같다.

② 영 제19조의3제2항 후단에 따른 변경허가서는 별지 제15호서식과 같다.

③ 영 제19조의3제4항에 따른 허가사항 변경신고서는 별지 제15

호의2서식과 같다.

④ 영 제19조의3제5항에 따른 변경신고확인서는 별지 제15호서식과 같다.

[본조신설 2018. 6. 12.]

제20조의4(고위험병원체 취급시설 신고사항의 변경 등의 서식) ① 영 제19조의4제1항에 따른 변경신고서는 별지 제15호의2서식과 같다.

② 영 제19조의4제2항에 따른 변경신고확인서는 별지 제15호서식과 같다.

[본조신설 2018. 6. 12.]

제20조의5(고위험병원체 취급시설의 폐쇄신고 등의 서식) ① 영 제19조의5제1항에 따른 폐쇄신고서는 별지 제15호의3서식과 같다.

② 영 제19조의5제2항 후단에 따른 폐쇄신고확인서는 별지 제15호의4서식과 같다.

[본조신설 2018. 6. 12.]

제20조의6(생물테러감염병병원체의 종류) 법 제23조의3제1항 본문에서 "보건복지부령으로 정하는 병원체"(이하 "생물테러감염병병원체"라 한다)란 별표 4에 따른 병원체를 말한다.

[본조신설 2020. 6. 4.]

제20조의7(생물테러감염병병원체의 보유허가 신청 등) ① 법 제23조의3제1항에 따라 생물테러감염병병원체의 보유허가(이하 "보유허가"라 한다)를 받으려는 자는 별지 제13호의2서식의 생물테러감염병병원체 보유허가 신청서(전자문서로 된 신청서를 포함한다)에 다음 각 호의 서류(전자문서를 포함한다)를 첨부하여 질병관리청장에게 제출해야 한다. 〈개정 2020. 9. 11.〉

1. 생물테러감염병병원체의 보유 및 안전관리 계획서

2. 법 제23조제1항에 따른 고위험병원체 취급시설의 허가서 또는 신고확인서

3. 생물테러감염병병원체를 취급하는 사람의 성명·학력 및 경력이 기재된 서류

② 제1항에 따라 신청을 받은 질병관리청장은 보유허가를 하는 경우에는 별지 제13호의3서식의 생물테러감염병병원체 보유허가서를 신청자에게 발급해야 한다. 〈개정 2020. 9. 11.〉

③ 법 제23조의3제3항 본문에 따라 변경허가를 받거나 같은 항 단서에 따라 변경신고를 하려는 자는 별지 제13호의4서식의 생물테러감염병병원체 보유허가 변경신청서(전자문서로 된 신청서를 포함한다)에 다음 각 호의 서류(전자문서를 포함한다)를 첨부하여 질병관리청장에게 제출해야 한다. 〈개정 2020. 9. 11.〉

1. 생물테러감염병병원체 보유허가서

2. 변경 내용을 증명하는 서류

④ 제3항에 따라 신청을 받은 질병관리청장은 보유허가 사항의 변경허가를 하거나 변경신고를 수리하는 경우에는 변경허가 또는 변경신고 사항이 반영된 생물테러감염병병원체 보유허가서를 신청자에게 재발급해야 한다. 〈개정 2020. 9. 11.〉

⑤ 제1항 및 제3항에 따라 보유허가 또는 변경허가를 신청받은 질병관리청장은 보유허가 또는 변경허가 여부를 결정하기 위해 필요한 경우에는 전문가의 의견을 들을 수 있다. 〈개정 2020. 9. 11.〉

[본조신설 2020. 6. 4.]

제20조의8(고위험병원체를 취급하는 사람의 학력 및 경력 기준) ① 법 제23조의4제1항제1호에 따른 보건의료 또는 생물 관련 분야는 다음 각 호와 같다. 〈개정 2020. 9. 11.〉

1. 감염학, 미생물학 또는 병리학

2. 의학, 치의학, 한의학, 약학, 간호학 및 수의학

3. 생물학, 미생물학, 생명과학, 생명공학, 생화학, 분자생물학 및 유전공학

4. 그 밖에 질병관리청장이 제1호부터 제3호까지의 학과와 동일하거나 유사하다고 인정하는 보건의료 또는 생물 관련 학과

② 법 제23조의4제1항제2호 및 제3호에서 "보건의료 또는 생물 관련 분야의 경력이 있는 사람"이란 각각 다음 각 호의 어느 하나에 해당하는 경력이 있는 사람을 말한다. 〈개정 2020. 9. 11.〉

1. 질병 진단관리 및 연구 경력

2. 병원체 관리 및 연구 경력

3. 미생물 시험·검사 및 연구 경력

4. 그 밖에 질병관리청장이 제1호부터 제3호까지의 분야와 동일하거나 유사하다고 인정하는 보건의료 또는 생물 관련 분야의 경력

[본조신설 2020. 6. 4.]

제20조의9(고위험병원체 취급 교육의 대상 및 내용) ① 법 제23조의5제1항에 따라 고위험병원체의 안전한 취급을 위하여 매년 필요한 교육을 받아야 하는 사람은 다음 각 호의 어느 하나에 해당하는 사람으로 한다.

1. 법 제22조제1항제3호에 따른 고위험병원체 전담관리자

2. 영 제19조의6제1항제1호에 따른 고위험병원체 취급시설의 설치·운영 책임자, 고위험병원체의 전담관리자 및 생물안전관리책임자

3. 그 밖에 고위험병원체를 취급하는 사람

② 법 제23조의5제1항에 따른 고위험병원체의 안전한 취급을 위한 교육(이하 "고위험병원체 취급 교육"이라 한다)에는 다음 각 호의 내용이 포함되어야 한다.

1. 고위험병원체의 안전한 취급 기술

2. 물리적 밀폐 및 생물학적 밀폐에 관한 사항

3. 고위험병원체 취급 실험의 위해성 평가에 관한 사항

4. 고위험병원체 사고 발생 시 비상조치에 관한 사항

5. 고위험병원체 취급시설의 안전관리 등급별 준수사항 등 생물안전관리에 관한 규정의 내용

③ 제1항 및 제2항에서 정한 사항 외에 고위험병원체 취급 교육의 세부내용 및 이수시간 등 고위험병원체 취급 교육에 필요한 세부 사항은 질병관리청장이 정하여 고시한다. 〈개정 2020. 9. 11.〉

[본조신설 2020. 6. 4.]

제20조의10(고위험병원체 취급 교육의 위탁) ① 법 제23조의5제2항에서 "보건복지부령으로 정하는 전문 기관 또는 단체"란 다음 각 호의 어느 하나에 해당하는 전문 기관 또는 단체를 말한다.

1. 「고등교육법」 제2조제1호 및 제4호에 따른 대학 및 전문대학

2. 「공공기관의 운영에 관한 법률」 제4조에 따른 공공기관

3. 「과학기술분야 정부출연연구기관 등의 설립·운영 및 육성에 관한 법률」에 따른 과학기술분야 정부출연연구기관

4. 「민법」 제32조에 따라 보건복지부장관의 허가를 받아 설립된 비영리법인

5. 「정부출연연구기관 등의 설립·운영 및 육성에 관한 법률」에 따른 정부출연연구기관

② 고위험병원체 취급 교육의 위탁기간·방법·절차 및 위탁받은 기관에 대한 평가 등에 관한 세부 사항은 질병관리청장이 정하여 고시한다. 〈개정 2020. 9. 11.〉

[본조신설 2020. 6. 4.]

제21조 삭제 〈2018. 6. 12.〉

제21조의2(필수예방접종의 사전 알림) ① 특별자치도지사 또는 시장·군수·구청장은 법 제24조제3항에 따라 필수예방접종을 사전에 알리는 경우 휴대전화에 의한 문자전송, 전자메일, 전화, 우편 또는 이에 상당하는 방법으로 알려야 한다. 다만, 사전 알림에 동의한 사람에만 해당한다. 〈개정 2018. 9. 27.〉

② 제1항에 따른 사전 알림에 동의하지 않거나 필요한 개인 정보가 없는 경우에는 해당 지방자치단체의 인터넷 홈페이지에 공고함으로써 필수예방접종을 사전에 알려야 한다. 〈개정 2018. 9. 27.〉

[본조신설 2012. 11. 23.]

[제목개정 2018. 9. 27.]

제22조(예방접종증명서) 법 제27조 및 제33조의4제4항에 따른 예방접종증명서는 별지 제16호서식과 같다. 〈개정 2016. 6. 30., 2020. 6. 4.〉

제23조(예방접종에 관한 기록의 작성 및 보고) ① 법 제28조제1항에 따라 특별자치도지사 또는 시장·군수·구청장은 필수예방접종 및 임시예방접종을 한 경우 별지 제17호서식의 예방접종 실시 기록 및 보고서(전자문서를 포함한다. 이하 이 조에서 같다)에 예방접종에 관한 기록을 작성하여야 한다. 〈개정 2014. 12. 31., 2018. 9. 27.〉

② 법 제28조제2항에 따라 특별자치도지사나 시장·군수·구청장이 아닌 자가 예방접종을 실시하면 별지 제17호서식의 예방접종 실시 기록 및 보고서에 예방접종에 관한 기록을 작성하고, 예방접종 실시 기록 및 보고서를 특별자치도지사 또는 시장·군수·구청장에게 제출하여야 한다. 〈개정 2014. 12. 31.〉

③ 특별자치도지사 또는 시장·군수·구청장은 제1항에 따라 예방접종에 관한 기록을 작성하거나 제2항에 따라 제출받은 예방접종

실시 기록 및 보고서를 시·도지사 및 질병관리청장에게 각각 제출하여야 한다. 〈개정 2014. 12. 31., 2020. 9. 11.〉

④ 질병관리청장은 필수예방접종 또는 임시예방접종을 받은 사람(미성년자의 경우에는 그 부모를 말한다)에게 제3항에 따라 제출받은 예방접종에 관한 기록을 인터넷 홈페이지를 통하여 열람하게 하거나 전자문서를 이용하여 예방접종증명서를 발급할 수 있다. 〈신설 2014. 12. 31., 2018. 9. 27., 2020. 9. 11.〉

⑤ 질병관리청장은 예방접종 대상자의 중복접종 등을 예방하기 위하여 다음 각 호의 어느 하나에 해당하는 사람에게 제3항에 따라 제출받은 예방접종에 관한 기록을 열람하게 할 수 있다. 〈신설 2014. 12. 31., 2020. 9. 11.〉

1. 법 제24조제1항 및 제25조제1항에 따라 예방접종을 실시하는 보건소에서 예방접종을 하는 의료인

2. 법 제24조제2항 및 제25조제2항에 따라 예방접종을 실시하는 의료기관에서 예방접종을 하는 의료인

3. 「영유아보육법」 제31조의3에 따라 영유아의 예방접종 여부를 확인하여야 하는 어린이집의 원장

제24조(예방접종피해조사반원증) 영 제21조제4항에 따른 예방접종피해조사반원증은 별지 제18호서식과 같다.

제25조(예방접종 여부의 확인 요청) 법 제31조제2항에 따라 특별자치도지사 또는 시장·군수·구청장은 「유아교육법」에 따른 유치원의 장과 「영유아보육법」에 따른 어린이집의 원장으로 하여금 영유아의 예방접종 여부를 확인하기 위하여 필수예방접종을 받은 영유아의 예방접종증명서를 확인하도록 요청할 수 있다. 〈개정 2011. 12. 8., 2018. 9. 27.〉

제26조(예방접종의 실시기준과 방법) 법 제32조제2항에 따른 예방

접종의 실시기준과 방법 등에 관한 사항은 「약사법」 제58조제1호에 따른 용법 및 용량 등을 따르되, 예방접종의 실시 대상·시기 및 주의사항은 영 제7조제1항제1호에 따른 예방접종 전문위원회의 심의를 거쳐 질병관리청장이 고시한다. 〈개정 2016. 6. 30., 2020. 9. 11.〉

제27조(예방접종약품의 계획 생산) ① 법 제33조제1항에 따라 질병관리청장이 의약품 제조업자로 하여금 예방접종약품을 미리 생산하게 할 수 있는 경우는 다음 각 호와 같다. 〈개정 2020. 9. 11.〉

1. 예방접종약품의 원료를 외국으로부터 수입하여야 하는 경우
2. 시범접종에 사용할 목적으로 생산하게 하는 경우
3. 예방접종약품의 생산기간이 6개월 이상 걸릴 경우
4. 예방접종약품의 국내 공급이 부족하다고 판단될 경우

② 질병관리청장은 법 제33조제2항에 따라 예방접종약품의 생산에 드는 비용을 다음 각 호의 구분에 따라 의약품 제조업자에게 미리 지급할 수 있다. 〈개정 2020. 9. 11.〉

1. 제1항제1호에 따른 원료의 수입에 드는 금액의 전액
2. 제1항제2호에 따른 예방접종약품의 제조에 드는 금액의 전액
3. 제1항제3호에 따른 예방접종약품의 제조에 드는 금액의 2분의 1

제27조의2(필수예방접종약품등의 생산·수입 계획의 보고 등) ① 법 제33조의3에 따라 법 제24조의 필수예방접종 및 법 제25조의 임시예방접종에 사용되는 의약품(이하 "필수예방접종약품등"이라 한다)을 생산·수입하거나 하려는 자는 별지 제18호의2서식의 필수예방접종약품등 품목별 생산·수입 계획 보고서를 매월 10일(필수예방접종약품등을 생산·수입하려는 자의 경우에는 그 생산·수입하려는 날이 속하는 달의 직전 달의 10일을 말한다)까지 법 제33조의4제1항에

따른 예방접종통합관리시스템(이하 "통합관리시스템"이라 한다)을 통하여 질병관리청장에게 제출해야 한다. 〈개정 2020. 9. 11.〉

② 법 제33조의3에 따라 필수예방접종약품등을 생산·수입하는 자는 별지 제18호의3서식의 필수예방접종약품등 품목별 생산·수입 실적 보고서를 매 분기가 끝난 후 2주 이내에 통합관리시스템을 통하여 질병관리청장에게 제출해야 한다. 〈개정 2020. 9. 11.〉

③ 법 제33조의3에 따라 필수예방접종약품등을 생산·수입하거나 하려는 자는 제1항에 따른 생산·수입 계획을 변경하려는 경우에는 별지 제18호의4서식의 필수예방접종약품등 품목별 생산·수입 계획 변경 보고서를 통합관리시스템을 통하여 질병관리청장에게 제출해야 한다. 〈개정 2020. 9. 11.〉

[본조신설 2020. 6. 4.]

[종전 제27조의2는 제27조의3으로 이동 〈2020. 6. 4.〉]

제27조의3(예방접종통합관리시스템의 연계시스템) ① 법 제33조의4 제5항제3호에서 "보건복지부령으로 정하는 정보시스템"이란 다음 각 호의 정보시스템을 말한다. 〈개정 2020. 6. 4., 2020. 9. 11.〉

1. 「주민등록법」 제28조제1항에 따른 주민등록전산정보를 처리하는 정보시스템

2. 「사회보장기본법」 제37조제2항에 따른 사회보장정보시스템

3. 「지역보건법」 제5조제1항에 따른 지역보건의료정보시스템

4. 「지방재정법」 제96조의2제1항에 따른 정보시스템

5. 그 밖에 예방접종 업무의 효율적 운영을 위하여 질병관리청장이 필요하다고 인정하는 정보시스템

[본조신설 2016. 6. 30.]

[제27조의2에서 이동, 종전 제27조의3은 제27조의4로 이동 〈2020. 6. 4.〉]

제27조의4(감염병위기 시 정보공개 범위 및 절차 등) ① 질병관리청장, 시·도지사 및 시장·군수·구청장은 법 제34조의2제1항에 따라 정보를 공개하는 경우에는 감염병 위기상황, 감염병의 특성 및 역학적 필요성을 고려하여 공개하는 정보의 범위를 결정해야 한다. 〈개정 2020. 6. 4., 2020. 9. 11., 2020. 12. 30.〉

② 법 제34조의2제3항에 따라 서면으로 이의신청을 하려는 사람은 별지 제18호의5서식의 정보공개 이의신청서를 질병관리청장, 시·도지사 또는 시장·군수·구청장에게 제출해야 한다. 〈개정 2020. 6. 4., 2020. 9. 11., 2020. 12. 30.〉

[본조신설 2016. 1. 7.]

[제27조의3에서 이동 〈2020. 6. 4.〉]

제28조(감염병관리기관의 지정) ① 법 제36조제1항 및 제2항에 따른 감염병관리기관은 「의료법」 제3조제2항제3호가목 및 바목에 따른 병원 및 종합병원 중에서 지정한다. 〈개정 2020. 6. 4., 2021. 5. 24.〉

② 법 제36조제1항 및 제2항에 따라 감염병관리기관을 지정한 보건복지부장관, 질병관리청장, 시·도지사 또는 시장·군수·구청장은 해당 감염병관리기관의 장에게 별지 제19호서식의 감염병관리기관 지정서를 발급해야 한다. 〈개정 2020. 6. 4., 2020. 9. 11.〉

제29조(감염병관리기관이 아닌 의료기관의 감염병관리시설의 설치) ① 법 제36조제5항에 따라 감염병관리기관이 아닌 의료기관이 법 제36조제3항에 따른 감염병관리시설(이하 "감염병관리시설"이라 한다)을 설치·운영하려면 별지 제20호서식의 비지정 감염병관리시설 설치신고서에 사업계획서를 첨부하여 관할하는 특별자치도지사 또는 시장·군수·구청장에게 제출해야 한다. 이 경우 특별자치도지사 또는 시장·군수·구청장은 「전자정부법」 제36조제1항에 따른 행정정

보의 공동이용을 통하여 법인 등기사항증명서(법인인 경우만 해당한다)를 확인해야 한다. 〈개정 2014. 12. 31., 2016. 6. 30., 2020. 6. 4.〉

② 특별자치도지사 또는 시장·군수·구청장은 제1항에 따른 신고를 받은 경우에는 별지 제21호서식의 비지정 감염병관리시설 설치 신고확인증을 신고자에게 발급하여야 한다.

제30조(감염병위기 시 감염병관리기관의 지정절차) 법 제37조제1항 제1호에 따른 감염병관리기관의 지정절차에 관하여는 제28조제2항을 준용한다. 〈개정 2016. 6. 30., 2020. 6. 4., 2021. 5. 24.〉

[제목개정 2021. 5. 24.]

제31조(감염병관리시설 등의 설치 기준 등) ① 법 제36조제3항 및 법 제39조에 따른 감염병관리시설, 격리소·요양소 또는 진료소의 설치 기준은 다음 각 호와 같으며, 그 밖의 세부 사항은 질병관리청장이 정한다. 〈개정 2015. 11. 18., 2016. 6. 30., 2020. 9. 11., 2020. 10. 7.〉

1. 감염병관리시설: 다음 각 목의 구분에 따른다.

가. 300개 이상의 병상을 갖춘 감염병관리기관: 별표 4의2의 기준에 적합한 음압병실을 1개 이상 설치할 것

나. 300개 미만의 병상을 갖춘 감염병관리기관: 외부와 격리된 진료실 또는 격리된 병실을 1개 이상 설치할 것

2. 격리소·요양소: 「의료법 시행규칙」 제34조에 따른 의료기관의 시설 기준 중 의원에 해당하는 시설을 갖추거나 임시숙박시설 및 간이진료시설을 갖출 것

3. 진료소: 「의료법 시행규칙」 제34조에 따른 의료기관의 시설 기준 중 의원에 해당하는 시설을 갖추거나 「지역보건법」 제13조에 따른 보건지소일 것

② 삭제 〈2016. 1. 7.〉

제31조의2(감염병관리시설 평가) ① 법 제39조의2에 따른 감염병관리시설에 대한 정기적 평가의 평가항목은 다음 각 호와 같다. 〈개정 2020. 9. 11.〉

1. 감염병관리시설의 시설기준 적합성
2. 감염병관리시설의 근무인력 적정성
3. 감염병관리시설의 진료 및 운영실적
4. 그 밖에 감염병관리시설의 설치·운영 및 관리의 적정성을 위하여 질병관리청장이 필요하다고 인정하는 사항

② 법 제39조의2에 따른 감염병관리시설에 대한 정기적 평가는 모든 감염병관리시설을 대상으로 서면평가의 방법에 따라 실시한다. 다만, 감염병관리기관의 장이 요청하거나 서면평가 결과 추가적 확인이 필요한 경우에는 방문평가의 방법으로 실시할 수 있다.

③ 질병관리청장, 시·도지사 또는 시장·군수·구청장은 법 제39조의2에 따른 감염병관리시설의 평가를 위하여 필요한 경우에는 감염병관리기관의 장에게 자료의 제출을 요청할 수 있다. 〈개정 2020. 9. 11.〉

④ 질병관리청장, 시·도지사 또는 시장·군수·구청장은 제2항에 따른 평가를 실시하는 경우에는 감염병관리기관의 장에게 다음 각 호의 구분에 따라 평가실시일, 평가항목 및 세부 평가일정에 관한 사항을 알려야 한다. 〈개정 2020. 9. 11.〉

1. 평가실시일 및 평가항목: 평가실시일 90일 전
2. 세부 평가일정: 평가실시일 7일 전

⑤ 질병관리청장, 시·도지사 또는 시장·군수·구청장은 필요하다고 인정하는 경우에는 감염병관리시설에 대한 평가를 관계 전문기관 또는 전문단체에 의뢰하여 실시할 수 있다. 〈개정 2020. 9.

11.〉

⑥ 질병관리청장, 시·도지사 또는 시장·군수·구청장은 감염병관리시설에 대한 평가결과에 따라 시정을 요구하거나 운영비를 차등하여 지원할 수 있다. 〈개정 2020. 9. 11.〉

⑦ 제2항부터 제6항까지에서 정한 사항 외에 감염병관리시설에 대한 평가방법, 평가절차 및 지도·감독 등에 필요한 세부사항은 질병관리청장이 정하여 고시한다. 〈개정 2020. 9. 11.〉

[본조신설 2016. 6. 30.]

제31조의3(감염병의심자 격리시설 지정 기준 등) ① 법 제39조의3 제1항 및 제2항에 따른 감염병의심자를 격리하기 위한 시설(이하 "감염병의심자 격리시설"이라 한다)의 지정 기준은 다음 각 호와 같다. 〈개정 2021. 5. 24.〉

1. 독립된 건물로서 여러 개의 방으로 구획되어 있을 것

2. 구획된 각 방마다 샤워시설과 화장실이 모두 구비되어 있을 것

3. 음압병상을 보유한 「의료법」에 따른 의료기관에 근접하여, 감염병의심자의 이송이 가능한 거리에 위치할 것

4. 감염병의심자 격리시설의 규모는 해당 특별시·광역시·도·특별자치도의 인구, 지리적 여건, 교통 등을 고려하여 정할 것

② 시·도지사는 감염병 확산을 방지하기 위하여 감염병의심자와 다른 사람과의 접촉을 차단하여야 하며, 격리기간 동안 감염병의심자의 생활에 불편함이 없도록 필요한 조치를 하여야 한다. 〈개정 2021. 5. 24.〉

[본조신설 2018. 9. 27.]

[제목개정 2021. 5. 24.]

[종전 제31조의3은 제31조의4로 이동 〈2018. 9. 27.〉]

제31조의4(수출금지 등) 법 제40조의3제1항에서 "의료·방역 물품 중 보건복지부령으로 정하는 물품"이란 다음 각 호의 어느 하나에 해당하는 물품을 말한다. 〈개정 2021. 5. 24.〉

1. 「약사법」 제2조제7호에 따른 의약외품에 해당하는 마스크

2. 「약사법」 제2조제7호에 따른 의약외품에 해당하는 손 소독용 외용 소독제

3. 감염병 예방을 위하여 착용하는 보호장비

4. 그 밖에 제1급감염병의 예방·방역 및 치료에 필요한 물품으로서 보건복지부장관이 정하여 고시하는 물품

[본조신설 2020. 3. 4.]

[종전 제31조의4는 제31조의5로 이동 〈2020. 3. 4.〉]

제31조의5(감염병관리통합정보시스템의 구축·운영) ① 법 제40조의5제2항 전단에 따라 자료의 입력 또는 제출을 요청받은 기관 및 단체는 해당 자료를 같은 조 제1항에 따른 감염병관리통합정보시스템(이하 "감염병정보시스템"이라 한다)에 입력하거나 이를 통해 제출해야 한다.

② 법 제40조의5제2항 전단에 따라 자료의 입력 또는 제출을 요청받은 기관 및 단체는 제1항에 따라 입력 또는 제출한 자료의 내용이 변경된 경우에는 지체 없이 그 변경된 내용을 감염병정보시스템에 반영해야 한다.

③ 제1항 및 제2항에서 규정한 사항 외에 감염병정보시스템의 구축·운영에 필요한 사항은 질병관리청장이 정한다.

[본조신설 2020. 12. 30.]

[종전 제31조의5는 제31조의6으로 이동 〈2020. 12. 30.〉]

제31조의6(유급휴가 비용지원 신청서) 영 제23조의3제2항 각 호 외의 부분에 따른 신청서(전자문서로 된 신청서를 포함한다)는 별지

제21호의2서식과 같다. 〈개정 2020. 10. 7.〉

[본조신설 2016. 6. 30.]

[제31조의5에서 이동 〈2020. 12. 30.〉]

제32조(감염병환자등의 입원 통지 및 격리 통지) 질병관리청장, 시·도지사 또는 시장·군수·구청장은 법 제43조 및 제43조의2에 따라 입원 통지 및 격리 통지를 하는 경우에는 별지 제22호서식의 입원·격리 통지서를 발급해야 한다. 〈개정 2020. 9. 11.〉

[전문개정 2020. 6. 4.]

제33조(업무 종사의 일시 제한) ① 법 제45조제1항에 따라 일시적으로 업무 종사의 제한을 받는 감염병환자등은 다음 각 호의 감염병에 해당하는 감염병환자등으로 하고, 그 제한 기간은 감염력이 소멸되는 날까지로 한다. 〈개정 2019. 11. 22.〉

1. 콜레라
2. 장티푸스
3. 파라티푸스
4. 세균성이질
5. 장출혈성대장균감염증
6. A형간염

② 법 제45조제1항에 따라 업무 종사의 제한을 받는 업종은 다음 각 호와 같다.

1. 「식품위생법」 제2조제12호에 따른 집단급식소
2. 「식품위생법」 제36제1항제3호 따른 식품접객업

제34조(건강진단 등의 조치) 법 제46조에 따라 질병관리청장, 시·도지사 또는 시장·군수·구청장이 건강진단을 받거나 감염병 예방에 필요한 예방접종을 받게 하는 등의 조치를 할 때에는 별지 제23호서식의 건강진단(예방접종) 명령서를 발급하여야 한다. 〈개정

2016. 1. 7., 2016. 6. 30., 2020. 9. 11.〉

제35조(소독의 기준 및 방법) ① 법 제48조제2항에 따른 소독 등 조치의 기준은 별표 5와 같다. 〈개정 2014. 12. 31.〉

② 법 제48조제2항에 따른 소독 등 조치의 방법은 별표 6과 같다.

[제목개정 2014. 12. 31.]

제35조의2(감염취약계층의 범위 등) ① 법 제49조의2제1항에 따라 의료·방역 물품 지급 등 필요한 조치를 취할 수 있는 감염병은 중증급성호흡기증후군(SARS), 중동호흡기증후군(MERS) 등 질병관리청장이 정하여 고시하는 호흡기감염병으로 한다. 〈개정 2020. 9. 11., 2021. 5. 24.〉

② 법 제49조의2제1항에 따른 감염취약계층은 다음 각 호와 같다. 〈개정 2021. 5. 24.〉

1. 「국민기초생활 보장법」 제2조제2호에 따른 수급자

2. 「국민기초생활 보장법」 제2조제10호에 따른 차상위계층으로서 다음 각 목의 어느 하나에 해당하는 사람

가. 「국민기초생활 보장법」 제7조제1항제7호에 따른 자활급여의 수급자

나. 「국민건강보험법 시행령」 별표 2 제3호라목에 따라 요양급여비용 중 본인부담액을 경감받는 사람

다. 「장애인복지법」 제49조제1항에 따른 장애수당 또는 같은 법 제50조제1항에 따른 장애아동수당을 지급받는 사람

라. 「장애인연금법」 제2조제4호에 따른 수급자

3. 「의료급여법」 제2조제1호에 따른 수급권자

4. 사회복지시설 이용자로서 다음 각 목의 어느 하나에 해당하는 사람

가. 만 12세 이하의 어린이 및 만 65세 이상의 노인

나. 임산부 및 기저질환자

다. 「장애인복지법」 제2조제1항에 따른 장애인

③ 보건복지부장관, 시ㆍ도지사 또는 시장ㆍ군수ㆍ구청장은 법 제49조의2제1항에 따라 의료ㆍ방역 물품 등을 관할 보건소를 통해 사회복지시설의 장에게 지급할 수 있다. 〈개정 2020. 9. 11., 2021. 5. 24.〉

[본조신설 2020. 6. 4.]

제36조(방역기동반의 운영 및 소독의 기준 등) ① 법 제51조제1항에 따라 특별자치도지사 또는 시장ㆍ군수ㆍ구청장은 청소나 소독을 실시하거나 쥐, 위생해충 등의 구제조치(이하 "소독"이라 한다)를 실시하기 위하여 관할 보건소마다 방역기동반을 편성ㆍ운영할 수 있다.

② 법 제51조제1항 및 제4항 단서에 따른 소독의 기준은 별표 5와 같다. 〈개정 2014. 12. 31., 2020. 6. 4.〉

③ 법 제51조제1항 및 제4항 단서에 따른 소독의 방법은 별표 6과 같다. 〈개정 2020. 6. 4.〉

④ 법 제51조제3항에 따라 소독을 하여야 하는 시설을 관리ㆍ운영하는 자는 별표 7의 소독횟수 기준에 따라 소독을 하여야 한다. 〈개정 2020. 6. 4.〉

[제목개정 2014. 12. 31.]

제37조(소독업의 신고) ① 법 제52조제1항 전단에 따라 소독을 업(業)으로 하려는 자가 갖추어야 하는 시설ㆍ장비 및 인력 기준은 별표 8과 같다.

② 법 제52조제1항에 따라 소독을 업으로 하려는 자는 별지 제24호서식의 소독업 신고서에 시설ㆍ장비 및 인력 명세서를 첨부하

여 특별자치도지사 또는 시장·군수·구청장에게 제출하여야 한다.

③ 특별자치도지사 또는 시장·군수·구청장은 제1항에 따라 신고를 수리(受理)하였을 때에는 별지 제25호서식의 소독업 신고증을 신고자에게 발급하여야 한다.

제38조(신고사항의 변경) ① 법 제52조제1항 후단에 따라 소독업자가 신고사항을 변경하려는 경우에는 별지 제26호서식의 소독업 신고사항 변경신고서에 소독업 신고증과 변경사항을 증명할 수 있는 서류를 첨부하여 특별자치도지사 또는 시장·군수·구청장에게 제출하여야 한다.

② 제1항에 따른 변경신고를 받은 특별자치도지사 또는 시장·군수·구청장은 신고사항을 소독업 신고증 뒷면에 적어 이를 신고자에게 발급하여야 한다.

제39조(소독업의 휴업 등의 신고) ① 법 제53조에 따라 휴업·폐업 또는 재개업을 신고하려는 소독업자는 별지 제27호서식의 신고서(전자문서로 된 신고서를 포함한다)에 소독업 신고증을 첨부하여 특별자치도지사 또는 시장·군수·구청장에게 제출해야 한다. 다만, 폐업을 신고하려는 소독업자가 소독업 신고증을 분실한 경우에는 별지 제27호서식의 신고서에 분실 사유를 적으면 소독업 신고증을 첨부하지 않을 수 있다. 〈개정 2020. 6. 4.〉

② 제1항에도 불구하고 「부가가치세법 시행령」 제13조제5항에 따라 관할 세무서장이 송부한 제1항의 신고서를 관할 특별자치도지사 또는 시장·군수·구청장이 접수한 경우에는 제1항에 따라 신고서를 제출한 것으로 본다. 〈신설 2013. 9. 23.〉

③ 제1항 또는 제2항에 따른 신고서를 접수한 특별자치도지사 또는 시장·군수·구청장은 신고사항을 소독업 신고증 뒷면에 적어 이를 신고자에게 발급하여야 한다. 다만, 폐업신고인 경우에는 발급하

지 아니한다. 〈개정 2013. 9. 23.〉

제40조(소독의 기준 및 소독에 관한 사항의 기록 등) ① 법 제54조제1항에 따른 소독의 기준과 방법은 각각 별표 5 및 별표 6과 같다. 〈개정 2014. 12. 31.〉

② 법 제54조제1항에 따라 소독을 실시한 소독업자는 별지 제28호서식의 소독증명서를 소독을 실시한 시설의 관리·운영자에게 발급하여야 한다.

③ 소독업자는 법 제54조제2항에 따라 별지 제29호서식의 소독 실시대장에 소독에 관한 사항을 기록하고, 이를 2년간 보존하여야 한다.

[제목개정 2014. 12. 31.]

제41조(소독업자 등에 대한 교육) ①법 제55조제1항에 따라 소독업자는 소독업의 신고를 한 날부터 6개월 이내에 별표 9의 교육과정에 따른 소독에 관한 교육을 받아야 한다. 다만, 신고를 한 날이 본문에 따른 교육을 받은 날(해당 교육이 종료된 날을 말한다)부터 3년이 지나지 아니한 경우에는 그러하지 아니하다. 〈개정 2013. 9. 23.〉

② 법 제55조제2항에 따라 소독업자는 소독업무 종사자에게 소독업무에 종사한 날부터 6개월 이내에 별표 9의 교육과정에 따른 소독에 관한 교육을 받게 해야 하고, 그 후에는 직전의 교육이 종료된 날부터 3년이 되는 날이 속하는 달의 말일까지 1회 이상 보수교육을 받게 해야 한다. 〈개정 2013. 9. 23., 2018. 9. 27., 2020. 6. 4.〉

③ 제1항과 제2항에 따른 소독업자 등에 대한 교육은 질병관리청장이 지정하는 기관이 실시하며, 질병관리청장이 교육기관을 지정하는 경우에는 별지 제30호서식의 교육기관 지정서를 교육기관에 발

급해야 한다. 〈개정 2020. 6. 4., 2020. 9. 11.〉

④ 제1항과 제2항에 따른 교육에 필요한 경비는 교육을 받는 자가 부담한다.

제42조(행정처분의 기준) ① 법 제49조제3항에 따른 행정처분의 세부 기준은 별표 10과 같다. 〈신설 2020. 12. 30.〉

② 법 제59조제3항에 따른 행정처분의 세부 기준은 별표 11과 같다. 〈개정 2020. 12. 30.〉

제42조의2(역학조사관을 두어야 하는 시·군·구) 법 제60조의2제2항 단서에서 "보건복지부령으로 정하는 기준을 충족하는 시·군·구"란 인구 10만명 이상인 시·군·구를 말한다.

[본조신설 2020. 6. 4.]

[종전 제42조의2는 제42조의3으로 이동 〈2020. 6. 4.〉]

제42조의3(방역업무 종사명령서 및 임명장) ① 영 제26조의2제1항 전단에 따른 방역업무 종사명령서는 별지 제30호의2서식과 같다.

② 영 제26조의3제1항 전단에 따른 방역관 또는 같은 조 제2항 전단에 따른 역학조사관에 대한 임명장은 다음 각 호의 구분에 따른다. 〈개정 2020. 10. 7.〉

1. 방역관: 별지 제30호의3서식
2. 역학조사관: 별지 제30호의4서식

[본조신설 2016. 6. 30.]

[제42조의2에서 이동 〈2020. 6. 4.〉]

제43조(검역위원의 임명 및 직무) ① 법 제61조제1항에 따라 시·도지사는 보건·위생 분야에 종사하는 소속 공무원 중에서 검역위원을 임명할 수 있다.

② 검역위원의 직무는 다음 각 호와 같다.

1. 역학조사에 관한 사항

2. 감염병병원체에 오염된 장소의 소독에 관한 사항

3. 감염병환자등의 추적, 입원치료 및 감시에 관한 사항

4. 감염병병원체에 오염되거나 오염이 의심되는 물건 및 장소에 대한 수거, 파기, 매몰 또는 폐쇄에 관한 사항

5. 검역의 공고에 관한 사항

제44조(예방위원의 임명 및 직무) ① 법 제62조제1항에 따라 특별자치도지사 또는 시장·군수·구청장은 다음 각 호의 어느 하나에 해당하는 사람 중에서 예방위원을 임명 또는 위촉할 수 있다.

1. 의사, 한의사, 수의사, 약사 또는 간호사

2. 「고등교육법」 제2조에 따른 학교에서 공중보건 분야 학과를 졸업한 사람

3. 공중보건 분야에 근무하고 있는 소속 공무원

4. 그 밖에 공중보건 분야에 관한 학식과 경험이 풍부하다고 인정하는 사람

② 예방위원의 직무는 다음 각 호와 같다.

1. 역학조사에 관한 사항

2. 감염병 발생의 정보 수집 및 판단에 관한 사항

3. 위생교육에 관한 사항

4. 감염병환자등의 관리 및 치료에 관한 기술자문에 관한 사항

5. 그 밖에 감염병 예방을 위하여 필요한 사항

제45조(본인으로부터 징수할 수 있는 경비) 법 제69조에 따라 본인이나 그 보호자로부터 징수할 수 있는 경비는 다음 각 호와 같다.

1. 진찰비, 치료비, 검사료

2. 수술비

3. 입원료

4. 그 밖에 진료에 든 경비

제46조(손실보상 청구) ① 법 제70조제2항에 따라 손실보상을 청구하려는 자는 별지 제31호서식의 손실보상청구서(전자문서로 된 청구서를 포함한다)에 손실을 증명하는 서류(전자문서로 된 서류를 포함한다)를 첨부하여 보건복지부장관, 시·도지사 또는 시장·군수·구청장에게 제출하여야 한다.

② 제1항에 따른 청구서를 받은 보건복지부장관, 시·도지사 또는 시장·군수·구청장은 제출 서류에 흠결이 있거나 사실 확인 등이 필요한 경우에는 추가 자료의 제출을 요청할 수 있다.

③ 제1항 및 제2항에서 정한 사항 외에 손실보상 청구방법 및 청구절차에 필요한 세부사항은 보건복지부장관이 정하여 고시한다.

[전문개정 2016. 6. 30.]

제47조(보상의 신청 등) ① 법 제71조제1항 및 영 제31조제1항에 따라 진료비 및 간병비를 신청하려는 사람은 별지 제32호서식의 진료비 및 간병비 신청서에 다음 각 호의 서류를 첨부하여 관할 특별자치도지사 또는 시장·군수·구청장에게 제출하여야 한다. 이 경우 특별자치도지사 또는 시장·군수·구청장은 「전자정부법」 제36조제1항에 따른 행정정보의 공동이용을 통하여 주민등록표 등본 또는 가족관계증명서를 확인하여야 하며, 신청인이 확인에 동의하지 않는 경우에는 이를 첨부하도록 하여야 한다. 〈개정 2016. 6. 30.〉

1. 별지 제33호서식의 진료확인서 1부
2. 신청인과 본인과의 관계를 증명하는 서류 1부(주민등록표 등본 또는 가족관계증명서로 신청인과 본인의 관계를 증명할 수 없는 경우만 해당한다)

② 법 제71조제1항 및 영 제31조제1항에 따라 일시보상금 및 장제비를 신청하려는 사람은 별지 제34호서식의 일시보상금 및 장제비 신청서에 다음 각 호의 서류를 첨부하여 관할 특별자치도지사

또는 시장·군수·구청장에게 제출하여야 한다. 이 경우 특별자치도지사 또는 시장·군수·구청장은 「전자정부법」 제36조제1항에 따른 행정정보의 공동이용을 통하여 주민등록표 등본 또는 가족관계증명서를 확인하여야 하며, 신청인이 확인에 동의하지 않는 경우에는 이를 첨부하도록 하여야 한다. 〈개정 2016. 6. 30., 2021. 8. 13.〉

1. 사망 일시보상금 및 장제비의 경우

가. 사망진단서

나. 부검소견서. 다만, 질병관리청장이 역학조사 등을 실시하여 예방접종으로 인한 사망임을 인정한 경우로서 특별자치도지사, 시장·군수·구청장 또는 신청인이 이에 관한 통지를 받은 경우는 제외한다.

다. 보상금 신청인이 유족임을 증명하는 서류(주민등록표 등본 또는 가족관계증명서로 유족임을 증명할 수 없는 경우만 해당한다)

2. 장애인 일시보상금의 경우

가. 의료기관이 발행한 진단서

나. 보상금 신청인과 본인의 관계를 증명하는 서류(주민등록표 등본 또는 가족관계증명서로 신청인과 본인의 관계를 증명할 수 없는 경우만 해당한다)

제47조의2(감염병 차단을 위한 정보 제공 대상 등) ① 질병관리청장은 법 제76조의2제3항에 따라 다음 각 호의 대상에게 법 제76조의2제1항 및 제2항에 따라 수집한 정보를 제공할 수 있다. 〈개정 2018. 9. 27., 2020. 6. 4., 2020. 9. 11.〉

1. 중앙행정기관의 장

2. 지방자치단체의 장

3. 국민건강보험공단 이사장

4. 건강보험심사평가원 원장

5. 「보건의료기본법」 제3조제4호에 따른 보건의료기관

6. 「의료법」 제28조에 따른 의료인 단체 및 「약사법」 제11조에 따른 약사회

7. 「의료법」 제52조에 따른 의료기관 단체

② 질병관리청장은 제1항에 따라 정보를 제공하는 경우에 다음 각 호의 정보시스템을 활용할 수 있다. 〈신설 2018. 9. 27., 2020. 9. 11.〉

1. 국민건강보험공단의 정보시스템

2. 건강보험심사평가원의 정보시스템

3. 그 밖에 감염병 예방 및 감염 전파의 차단을 위하여 질병관리청장이 필요하다고 인정하여 지정하는 기관의 정보시스템

③ 법 제76조의2제6항에 따른 정보의 파기 결과 통보는 서면으로 해야 한다. 〈개정 2018. 9. 27., 2020. 3. 4.〉

④ 법 제76조의2제7항에 따른 통지는 전자우편·서면·팩스·전화 또는 이와 유사한 방법 중 어느 하나의 방법으로 해야 한다. 〈개정 2018. 9. 27., 2019. 9. 27., 2020. 3. 4.〉

[본조신설 2016. 1. 7.]

제48조(규제의 재검토) ①질병관리청장은 다음 각 호의 사항에 대하여 다음 각 호의 기준일을 기준으로 3년마다(매 3년이 되는 해의 기준일과 같은 날 전까지를 말한다) 그 타당성을 검토하여 개선 등의 조치를 하여야 한다. 〈개정 2015. 1. 5., 2020. 9. 11.〉

1. 제35조제1항, 제36조제2항, 제40조제1항 및 별표 5에 따른 소독의 대상: 2014년 1월 1일

2. 제35조제2항, 제36조제3항, 제40조제1항 및 별표 6에 따른 소독의 방법: 2014년 1월 1일

3. 제37조제1항 및 별표 8에 따른 소독업의 시설·장비 및 인력

기준: 2014년 1월 1일

② 질병관리청장은 제37조제1항에 따른 소독업자의 시설·장비 및 인력 기준에 대하여 2019년 1월 1일을 기준으로 2년마다(매 2년이 되는 해의 1월 1일 전까지를 말한다) 그 타당성을 검토하여 개선 등의 조치를 해야 한다. 〈개정 2018. 12. 28., 2020. 9. 11.〉

[본조신설 2013. 12. 31.]

부칙 〈제32호, 2010. 12. 30.〉

제1조(시행일) 이 규칙은 2010년 12월 30일부터 시행한다.

제2조(다른 법령의 개정) ① 공중위생관리법 시행규칙 일부를 다음과 같이 개정한다.

제9조제3항 중 "「전염병예방법」 제2조제1항제3호에 따른 결핵(비전염성인 경우를 제외한다)환자“를 ”「감염병의 예방 및 관리에 관한 법률」 제2조제4호에 따른 결핵(비감염성인 경우는 제외한다)환자"로 한다.

② 국립소록도병원 운영규칙 일부를 다음과 같이 개정한다.

제6조의 제목 "(전염병환자 등에 대한 조치)“를 ”(감염병환자 등에 대한 조치)“로 하고, 같은 조 제1항 중 ”전염“을 ”감염“으로 하며, 같은 조 제2항 중 ”「전염병예방법」 제2조제2항의 규정에 의한 전염병“을 ”「감염병의 예방 및 관리에 관한 법률」 제2조제13호에 따른 감염병“으로, ”「전염병예방법」“을 ”「감염병의 예방 및 관리에 관한 법률」"로 한다.

③ 노인장기요양보험법 시행규칙 일부를 다음과 같이 개정한다.

제20조제1항제1호 중 “「전염병예방법」에 따른 전염병환자로서 전염의 위험성이 있는 자”를 “「감염병의 예방 및 관리에 관한 법률」에 따른 감염병환자로서 감염의 위험성이 있는 사람”으로 한다.

④ 농어촌주민의보건복지증진을위한특별법시행규칙 일부를 다음과 같이 개정한다.

제12조제1항제1호 중 “전염병”을 “감염병”으로 한다.

⑤ 모자보건법 시행규칙 일부를 다음과 같이 개정한다.

제5조제1항제2호 중 “「전염병예방법」 제10조의2에 따른 예방접종심의위원회”를 “「감염병의 예방 및 관리에 관한 법률」 제10조제3항 및 같은 법 시행령 제7조에 따른 예방접종 전문위원회”로 한다.

⑥ 부랑인 및노숙인보호시설설치·운영규칙 일부를 다음과 같이 개정한다.

제16조제3호 중 “전염병”을 “감염병”으로 한다.

⑦ 식품위생법 시행규칙 일부를 다음과 같이 개정한다.

제50조제1호 및 제2호를 각각 다음과 같이 하고, 같은 조 제4호 중 “「전염병예방법」 제8조”를 “「감염병의 예방 및 관리에 관한 법률」 제19조”로 한다.

1. 「감염병의 예방 및 관리에 관한 법률」 제2조제2호에 따른 제1군감염병

2. 「감염병의 예방 및 관리에 관한 법률」 제2조제4호나목에 따른 결핵(비감염성인 경우는 제외한다)

제83조제1항 각 호 외의 부분 전단 중 “「전염병예방법」 제2조에 따른 전염병”을 “「감염병의 예방 및 관리에 관한 법률」 제2조에 따른 감염병”으로 한다.

⑧ 실험동물에 관한 법률 시행규칙 일부를 다음과 같이 개정한다.

제21조제1항제2호를 다음과 같이 한다.

2. 「감염병의 예방 및 관리에 관한 법률」 제2조제2호부터 제4호까지의 규정에 다른 제1군감염병, 제2군감염병 및 제3군감염병을 일으키는 병원체

⑨ 약사법 시행규칙 일부를 다음과 같이 개정한다.

제12조제1호를 다음과 같이 한다.

1. 감염병예방접종약

제84조제2항제1호를 다음과 같이 한다.

1. 「감염병의 예방 및 관리에 관한 법률」 제2조제2호부터 제12호까지의 감염병의 예방용 의약품을 광고하는 경우

⑩ 위생사에 관한 법률 시행규칙 일부를 다음과 같이 개정한다.

제3조제3호 중 "「전염병예방법」 제40조의2"를 "「감염병의 예방 및 관리에 관한 법률」 제52조"로 한다.

⑪ 의료급여법 시행규칙 일부를 다음과 같이 개정한다.

제3조제1항제6호 중 "전염병"을 "감염병"으로 한다.

⑫ 의료기관세탁물 관리규칙 일부를 다음과 같이 개정한다.

제2조제2호가목 중 "「전염병예방법」에 따른 전염병환자"를 "「감염병의 예방 및 관리에 관한 법률」에 따른 감염병환자"로, "전염성"을 "감염성"으로 하고, 같은 호 라목 중 "전염성"을 "감염성"으로 한다.

제4조제3항 중 "「전염병예방법 시행규칙」 별표 3"을 "「감염병의 예방 및 관리에 관한 법률 시행규칙」 별표 6"으로 한다.

⑬ 의료법 시행규칙 일부를 다음과 같이 개정한다.

제43조제2항제3호 중 "「전염병예방법」에 따른 전염병환자, 전염병의사환자"를 "「감염병의 예방 및 관리에 관한 법률」에 따른 감염병환자, 감염병의사환자"로 한다.

⑭ 혈액관리법 시행규칙 일부를 다음과 같이 개정한다.

제6조제6항제1호 및 제7조 중 "전염병환자"를 각각 "감염병환자"로 한다.

제7조의2제1항 중 "전염병"을 "감염병"으로 한다.

제3조(다른 법령과의 관계) 이 영 시행 당시 다른 법령에서 종전의

「전염병예방법 시행규칙」 또는 그 규정을 인용하고 있는 경우에 이 영 중 그에 해당하는 규정이 있으면 종전의 규정을 갈음하여 이 영 또는 이 영의 해당 규정을 인용한 것으로 본다.

부칙 〈제92호, 2011. 12. 8.〉 (영유아보육법 시행규칙)

제1조(시행일) 이 규칙은 2011년 12월 8일부터 시행한다. 〈단서 생략〉

제2조 및 제3조 생략

제4조(다른 법령의 개정) ① 감염병의 예방 및 관리에 관한 법률 시행규칙 일부를 다음과 같이 개정한다.

제25조 중 "보육시설의 장"을 "어린이집의 원장"으로 한다.

별표 7 제12호 중 "영유아 보육시설"을 각각 "어린이집"으로 한다.

②부터 ⑩까지 생략

부칙 〈제171호, 2012. 11. 23.〉

이 규칙은 2012년 11월 24일부터 시행한다.

부칙 〈제185호, 2013. 3. 23.〉 (보건복지부와 그 소속기관 직제 시행규칙)

제1조(시행일) 이 규칙은 공포한 날부터 시행한다.

제2조부터 제4조까지 생략

제5조(다른 법령의 개정) ① 생략

② 감염병의 예방 및 관리에 관한 법률 시행규칙 일부를 다음과 같이 개정한다.

별표 6 제5호 중 "「전염병 예방용 살균·살충제 등의 허가(신고)

에 관한 규정」에 따라“를 ”「약사법」 제2조제7호다목에 해당하는 의약외품으로서“로, ”식품의약품안전청장“을 ”식품의약품안전처장"으로 한다.

③부터 ㉒까지 생략

부칙 〈제209호, 2013. 9. 23.〉

제1조(시행일) 이 규칙은 2013년 9월 23일부터 시행한다.

제2조(소독업자 등에 대한 교육에 관한 적용례) 제41조제1항 단서의 개정규정은 2013년 3월 23일 이후 소독업의 신고를 한 자부터 적용한다.

제3조(제4군감염병의 종류에 관한 경과조치) 이 규칙 시행 전에 제6조에 따라 제2조제13호의 신종감염병증후군으로 신고된 감염병 중 그 증상 및 징후가 중증열성혈소판감소증후군(SFTS)에 해당하는 감염병은 같은 조 제18호의 개정규정에 따른 중증열성혈소판감소증후군(SFTS)으로 신고된 것으로 본다.

제4조(고위험병원체의 안전관리기준 등에 관한 경과조치) 이 규칙 시행 당시 별표 1 제2호머목의 개정규정에 해당하는 고위험병원체를 보존·관리하고 있는 자는 2013년 12월 22일까지 제21조제1항에 따른 안전관리기준을 충족하고, 같은 조 제2항에 따른 고위험병원체 보존현황신고서를 질병관리본부장에게 제출하여야 한다.

부칙 〈제228호, 2013. 12. 31.〉 (행정규제기본법 개정에 따른 규제 재검토기한 설정을 위한 감염병의 예방 및 관리에 관한 법률 시행규칙 등 일부개정령)

이 규칙은 2014년 1월 1일부터 시행한다.

부칙 〈제106호, 2014. 7. 8.〉 (도시철도법 시행규칙)

제1조(시행일) 이 규칙은 2014년 7월 8일부터 시행한다.

제2조(다른 법령의 개정) ① 감염병의 예방 및 관리에 관한 법률 시행규칙 일부를 다음과 같이 개정한다.

별표 7 제3호 중 "역무시설"을 "역 시설"로 한다.

②부터 ⑧까지 생략

제3조 생략

부칙 〈제260호, 2014. 9. 19.〉

이 규칙은 2014년 9월 19일부터 시행한다.

부칙 〈제281호, 2014. 12. 31.〉

이 규칙은 공포한 날부터 시행한다.

부칙 〈제283호, 2015. 1. 5.〉 (규제 재검토기한 설정 등 규제정비를 위한 감염병의 예방 및 관리에 관한 법률 시행규칙 등 일부개정령)

이 규칙은 공포일로부터 시행한다.

부칙 〈제307호, 2015. 3. 27.〉

이 규칙은 공포 후 6개월이 경과한 날부터 시행한다.

부칙 〈제331호, 2015. 7. 7.〉

제1조(시행일) 이 규칙은 2015년 7월 7일부터 시행한다.

제2조(위탁급식영업 식품접객업소의 소독횟수 기준에 관한 적용례) 이 규칙 시행 1개월 전부터 시행일까지의 기간 동안 소독을 실시한

위탁급식영업을 하는 식품접객업소에 대해서는 해당 소독을 포함하여 별표 7의 개정규정을 적용한다.

부칙 〈제365호, 2015. 11. 18.〉 (지역보건법 시행규칙)

제1조(시행일) 이 규칙은 2015년 11월 19일부터 시행한다.

제2조(다른 법령의 개정) ① 감염병의 예방 및 관리에 관한 법률 시행규칙 일부를 다음과 같이 개정한다.

제4조제4호 및 제14조제1항제1호부터 제3호까지 중 "「지역보건법」 제7조"를 각각 "「지역보건법」 제10조"로 한다.

제31조제1항제3호 중 "「지역보건법」 제10조"를 "「지역보건법」 제13조"로 한다.

②부터 ⑥까지 생략

제3조 생략

부칙 〈제391호, 2016. 1. 7.〉

이 규칙은 2016년 1월 7일부터 시행한다.

부칙 〈제416호, 2016. 6. 30.〉

이 규칙은 2016년 6월 30일부터 시행한다.

부칙 〈제499호, 2017. 6. 2.〉

이 규칙은 2017년 6월 3일부터 시행한다.

부칙 〈제576호, 2018. 6. 12.〉

이 규칙은 2018년 6월 13일부터 시행한다.

부칙 〈제593호, 2018. 9. 27.〉

제1조(시행일) 이 규칙은 2018년 9월 28일부터 시행한다. 다만, 제15조제1항제1호의 개정규정은 공포 후 6개월이 경과한 날부터 시행한다.

제2조(고위험병원체 분리신고 또는 이동신고에 관한 경과조치) 이 규칙 시행 당시 종전의 규정에 따라 고위험병원체 분리신고 또는 이동신고를 한 자에 대해서는 제18조제1항 및 제3항의 개정규정에도 불구하고 종전의 규정에 따른다.

부칙 〈제606호, 2018. 12. 28.〉 (행정규제기본법에 따른 일몰규제 정비를 위한 31개 법령의 일부개정에 관한 보건복지부령)

이 규칙은 2019년 1월 1일부터 시행한다.

부칙 〈제672호, 2019. 9. 27.〉 (어려운 법령용어 정비를 위한 48개 법령의 일부개정에 관한 보건복지부령)

이 규칙은 공포한 날부터 시행한다.

부칙 〈제687호, 2019. 11. 22.〉

이 규칙은 2020년 1월 1일부터 시행한다. 다만, 제8조제2항제3호 및 별표 6의 개정규정은 공포한 날부터 시행한다.

부칙 〈제713호, 2020. 3. 4.〉

이 규칙은 공포한 날부터 시행한다.

부칙 〈제717호, 2020. 4. 3.〉

이 규칙은 2020년 4월 5일부터 시행한다.

부칙 〈제734호, 2020. 6. 4.〉

이 규칙은 2020년 6월 4일부터 시행한다. 다만, 다음 각 호의 사항은 그 구분에 따른 날부터 시행한다.

1. 제6조, 제22조, 제27조의3, 제27조의4, 제39조, 제41조, 제47조의2, 별표 3의2, 별지 제1호의3서식(E형간염에 관한 부분은 제외한다), 별지 제1호의4서식(E형간염에 관한 부분은 제외한다), 별지 제1호의5서식(E형간염 바이러스에 관한 부분은 제외한다), 별지 제2호서식, 별지 제16호서식, 별지 제18호의5서식, 별지 제21호의2서식, 별지 제27호서식 및 별지 제30호서식의 개정규정: 공포한 날

2. 제35조의2 및 제36조의 개정규정: 2020년 6월 5일

3. 별지 제1호의3서식(E형간염에 관한 부분으로 한정한다), 별지 제1호의4서식(E형간염에 관한 부분으로 한정한다) 및 별지 제1호의5서식(E형간염 바이러스에 관한 부분으로 한정한다)의 개정규정: 2020년 7월 1일

4. 제14조의2, 제15조, 제28조, 제29조, 제30조, 제32조, 제42조의2, 제42조의3, 별지 제19호서식부터 별지 제22호서식까지, 별지 제30호의2서식부터 별지 제30호의4서식까지의 개정규정: 2020년 9월 5일

부칙 〈제749호, 2020. 9. 11.〉 (보건복지부와 그 소속기관 직제 시행규칙)

제1조(시행일) 이 규칙은 2020년 9월 12일부터 시행한다.

제2조 생략

제3조(다른 법령의 개정) ① 감염병의 예방 및 관리에 관한 법률 시행규칙 일부를 다음과 같이 개정한다.

제6조제1항 각 호 외의 부분 본문 및 단서, 같은 조 제2항 본문 및 단서, 같은 조 제4항·제5항, 제7조제1항, 제10조 각 호 외의 부분, 제11조, 제14조제1항 각 호 외의 부분, 같은 조 제2항 각 호 외의 부분, 같은 항 제2호, 제14조의2제1항 각 호 외의 부분, 같은 조 제2항부터 제6항까지, 제15조제1항제1호마목, 같은 항 제2호바목, 같은 항 제3호마목, 같은 조 제2항 각 호 외의 부분 단서, 같은 조 제4항부터 제6항까지, 제16조의2제1항·제2항, 제17조제2항 각 호 외의 부분, 제17조의2제1항 전단 및 후단, 같은 조 제2항 단서, 같은 조 제4항, 제18조제1항, 같은 조 제2항 전단, 같은 조 제3항 각 호 외의 부분, 같은 조 제4항 전단, 같은 조 제5항 각 호 외의 부분, 같은 조 제6항 전단, 같은 조 제7항, 제19조제1항 각 호 외의 부분, 같은 조 제2항, 같은 조 제3항 각 호 외의 부분, 같은 조 제4항·제5항, 제20조제1항 각 호 외의 부분, 같은 조 제2항 전단, 제20조의7제1항 각 호 외의 부분, 같은 조 제2항, 같은 조 제3항 각 호 외의 부분, 같은 조 제4항·제5항, 제20조의8제1항제4호, 같은 조 제2항제4호, 제20조의9제3항, 제20조의10제2항, 제23조제3항·제4항, 같은 조 제5항 각 호 외의 부분, 제26조, 제27조제1항 각 호 외의 부분, 같은 조 제2항 각 호 외의 부분, 제27조의2제1항부터 제3항까지, 제27조의3제1항제5호, 제27조의4제1항·제2항, 제31조제1항 각 호 외의 부분, 제31조의2제1항제4호, 같은 조 제3항, 같은 조 제4항 각 호 외의 부분, 같은 조 제5항부터 제7항까지, 제32조, 제34조, 제35조의2제1항, 제41조제3항, 제47조의2제1항 각 호 외의 부분, 같은 조 제2항 각 호 외의 부분, 같은 항 제3호, 별표 3의2 제1호가목, 같은 표 제3호, 별표 4의2 비고, 별지 제1호의2서식, 별지 제1호의3서식 앞쪽, 같은 서식 뒤쪽 신고방법란 제1호 본문, 같은 쪽 작성방법란, 별지 제1호의4서식 앞쪽, 같은 서식 뒤

쪽 신고방법란 제1호, 별지 제1호의5서식, 별지 제3호서식, 별지 제7호서식, 별지 제7호의2서식부터 별지 제7호의5서식까지, 별지 제8호서식, 별지 제8호의2서식, 별지 제8호의3서식, 별지 제9호서식, 별지 제10호서식부터 별지 제13호서식까지, 별지 제13호의2서식부터 별지 제13호의4서식까지, 별지 제14호서식 앞쪽, 별지 제15호서식, 별지 제15호의2서식 앞쪽, 별지 제15호의3서식 앞쪽, 별지 제15호의4서식, 별지 제18호서식 뒤쪽, 별지 제18호의5서식, 별지 제21호의2서식, 별지 제22호서식, 별지 제23호서식, 별지 제30호서식, 별지 제30호의2서식, 별지 제30호의3서식 및 별지 제30호의4서식 중 "질병관리본부장"을 각각 "질병관리청장"으로 한다.

제15조제5항, 별지 제14호서식 뒤쪽 처리절차란, 별지 제15호의2서식 뒤쪽 처리절차란, 별지 제15호의3서식 뒤쪽 처리절차란, 별지 제18호서식 앞쪽, 별지 제18호의5서식 처리절차란, 별지 제21호의2서식 처리절차란, 별지 제32호서식 처리절차란 및 별지 제34호서식 처리절차란 중 "질병관리본부"를 각각 "질병관리청"으로 한다.

제28조제2항 및 별지 제19호서식 중 "질병관리본부장"을 각각 "보건복지부장관, 질병관리청장"으로 한다.

제35조의2제3항 중 "질병관리본부장"을 "보건복지부장관"으로 한다.

제48조제1항 각 호 외의 부분, 같은 조 제2항, 별표 1 제3호, 별지 제17호서식의 예방접종 내용란의 접종명란 및 별지 제21호의2서식 신청인 제출서류란 제4호 중 "보건복지부장관"을 각각 "질병관리청장"으로 한다.

별표 3 중 법 제24조제1항제17호에 따라 보건복지부장관이 지정한 감염병란을 다음과 같이 한다.

〈img id="76832183"〉〈/img〉

별지 제16호서식 중 "보건복지부장관, 질병관리본부장"을 "질병관리청장"으로 한다.

②부터 ⑳까지 생략

부칙 〈제754호, 2020. 10. 7.〉

이 규칙은 2020년 10월 13일부터 시행한다. 다만, 제31조제1항, 제42조의3제2항 및 별지 제30호의4서식의 개정규정은 공포한 날부터 시행한다.

부칙 〈제772호, 2020. 12. 30.〉

이 규칙은 2020년 12월 30일부터 시행한다.

부칙 〈제799호, 2021. 5. 24.〉

이 규칙은 2021년 6월 16일부터 시행한다. 다만, 제28조제1항, 제30조, 별표 3 및 별표 7 제5호의 개정규정은 공포한 날부터 시행한다.

부칙 〈제818호, 2021. 7. 8.〉

제1조(시행일) 이 규칙은 공포한 날부터 시행한다.

제2조(행정처분 기준 적용에 관한 경과조치) 이 규칙 시행 전의 위반행위에 대하여 종전의 별표 10 제2호에 따라 다음 각 호의 구분에 따른 행정처분을 받은 자가 이 규칙 시행 이후 다시 같은 위반행위를 한 경우에는 다음 각 호의 구분에 따라 위반 횟수를 산정한다.

1. 1차 위반으로 행정처분을 받은 자가 같은 위반행위를 한 경우: 별표10 제2호의 개정규정에 따른 1차 위반을 한 것으로 본다.

2. 2차 위반으로 행정처분을 받은 자가 같은 위반행위를 한 경우:

별표10 제2호의 개정규정에 따른 2차 위반을 한 것으로 본다.

3. 3차 위반으로 행정처분을 받은 자가 같은 위반행위를 한 경우: 별표10 제2호의 개정규정에 따른 3차 위반을 한 것으로 본다.

4. 4차 이상 위반으로 행정처분을 받은 자가 같은 위반행위를 한 경우: 별표10 제2호의 개정규정에 따른 4차 이상 위반을 한 것으로 본다.

부칙 〈제823호, 2021. 8. 13.〉

이 규칙은 공포한 날부터 시행한다.

별표 / 서식

[별표 1] 고위험병원체의 종류(제5조 관련)

[별표 2] 감염병환자등의 진단 기준(제6조제5항 관련)

[별표 3] 신고하여야 하는 예방접종 후 이상반응자의 범위(제7조제2항 관련)

[별표 3의2] 역학조사관 교육 · 훈련 과정(제16조의3 관련)

[별표 4] 생물테러감염병병원체의 종류(제20조의6 관련)

[별표 4의2] 음압병실 설치 · 운영 기준(제31조제1항제1호가목 관련)

[별표 5] 소독의 기준(제35조제1항, 제36조제2항 및 제40조제1항 관련)

[별표 6] 소독의 방법(제35조제2항, 제36조제3항 및 제40조제1항 관련)

[별표 7] 소독횟수 기준(제36조제4항 관련)

[별표 8] 소독업의 시설 · 장비 및 인력 기준(제37조제1항 관련)

[별표 9] 교육과정(제41조제1항 및 제2항 관련)

[별표 10] 행정처분의 기준(제42조제1항 관련)
[별표 11] 행정처분기준(제42조제2항 관련)
[별지 제1호서식] 감염병전문병원 지정서
[별지 제1호의2서식] 권역별 감염병전문병원 지정서
[별지 제1호의3서식] 감염병 발생 신고서
[별지 제1호의4서식] 감염병환자등 사망(검안) 신고서
[별지 제1호의5서식] 병원체 검사결과 신고서
[별지 제2호서식] 예방접종 후 이상반응 발생신고(보고)서
[별지 제3호서식] 인수공통감염병 의사환축 발생신고서
[별지 제4호서식] 감염병환자등의 명부
[별지 제5호서식] 예방접종 후 이상반응자의 명부
[별지 제6호서식] 역학조사반원증
[별지 제6호의2서식] 역학조사 요청서
[별지 제7호서식] 고위험병원체 분리신고서
[별지 제7호의2서식] 고위험병원체 분리경위서
[별지 제7호의3서식] 고위험병원체 분리신고 확인서
[별지 제7호의4서식] 고위험병원체 분양 · 이동신고서
[별지 제7호의5서식] 고위험병원체 분양 · 이동신고 확인서
[별지 제8호서식] 고위험병원체 이동신고서
[별지 제8호의2서식] 고위험병원체 이동신고 확인서
[별지 제8호의3서식] 고위험병원체 보유현황보고서
[별지 제9호서식] 고위험병원체 반입허가신청서
[별지 제10호서식] 고위험병원체 반입허가서
[별지 제11호서식] 고위험병원체 반입허가 변경신청서 (허가, 신고)
[별지 제12호서식] 고위험병원체 인수신고서
[별지 제13호서식] 고위험병원체 인수신고 확인서

[별지 제13호의2서식] 생물테러감염병병원체 보유허가신청서

[별지 제13호의3서식] 생물테러감염병병원체 보유허가서

[별지 제13호의4서식] 생물테러감염병병원체 보유허가 변경신청서(허가, 신고)

[별지 제14호서식] 고위험병원체 취급시설 설치·운영(허가신청서, 신고서)

[별지 제15호서식] 고위험병원체 취급시설 설치·운영(허가서, 신고확인서, 허가사항 변경허가서, 허가사항 변경신고확인서, 신고사항 변경신고확인서)

[별지 제15호의2서식] 고위험병원체 취급시설 설치·운영(허가사항 변경허가신청서, 허가사항 변경신고서, 신고사항 변경신고서)

[별지 제15호의3서식] 고위험병원체 취급시설 폐쇄신고서

[별지 제15호의4서식] 고위험병원체 취급시설 폐쇄신고확인서

[별지 제16호서식] 예방접종증명서

[별지 제17호서식] 예방접종 실시 기록 및 보고서

[별지 제18호서식] 예방접종피해조사반원증

[별지 제18호의2서식] 필수예방접종약품등 품목별 생산·수입 계획 보고서

[별지 제18호의3서식] 필수예방접종약품등 품목별 생산·수입 실적 보고서

[별지 제18호의4서식] 필수예방접종약품등 품목별 생산·수입 계획 변경 보고서

[별지 제18호의5서식] 정보공개 이의신청서

[별지 제19호서식] 감염병관리기관 지정서

[별지 제20호서식] 비지정 감염병관리시설 설치신고서

[별지 제21호서식] 비지정 감염병관리시설 설치신고확인증

[별지 제21호의2서식] 유급휴가 지원 신청서

[별지 제22호서식] 입원 · 격리 통지서

[별지 제23호서식] 건강진단(예방접종) 명령서

[별지 제24호서식] 소독업 신고서

[별지 제25호서식] 소독업 신고증

[별지 제26호서식] 소독업 신고사항 변경신고서

[별지 제27호서식] 소독업의(휴업, 폐업, 재개업)신고서

[별지 제28호서식] 소독증명서

[별지 제29호서식] 소독실시대장

[별지 제30호서식] 교육기관 지정서

[별지 제30호의2서식] 방역업무 종사명령서

[별지 제30호의3서식] 임명장

[별지 제30호의4서식] 임명장

[별지 제31호서식] 손실보상청구서

[별지 제32호서식] 진료비 및 간병비 신청서

[별지 제33호서식] 진료확인서

[별지 제34호서식] (사망, 장애인) 일시보상금(및 장제비) 신청서

대한민국 법령 시리즈 92.

감염병의 예방 및 관리에 관한 법률 (약칭: 감염병예방법)

법 령 / 시 행 령 / 시 행 규 칙

2021년 8월 28일 인쇄　　　　정가 18,000 원
2021년 9월 8일 발행

저　　자　법제처 국가법령정보센터
편　　집　송영미 안새봄
발 행 인　조준형　　http://www.hgbookpub.com
발 행 처　해광출판사　　E-mail : mwdangbook@hanmail.net
주　　소　부산광역시 중구 해관로 41-1 (중앙동2가)
전화번호　(051) 253-0001　　팩스 (051) 245-1187
등　　록　제 2012-000005호

해광출판사에서는 여러분의 소중한 원고와 함께 할 기회를 기다리고 있습니다. 책으로 엮을 원고나 아이디어가 있으신 분들은 이메일 mwdangbook@hanmail.net로 책에 대한 간단한 개요와 원고 전체 또는 일부를 연락처와 함께 보내주십시오.

ISBN 979-11-91274-69-1

※ 본 도서는 〈공공데이터 제공 및 이용 활성화에 관한 법률〉을 근거로 출판되었습니다.